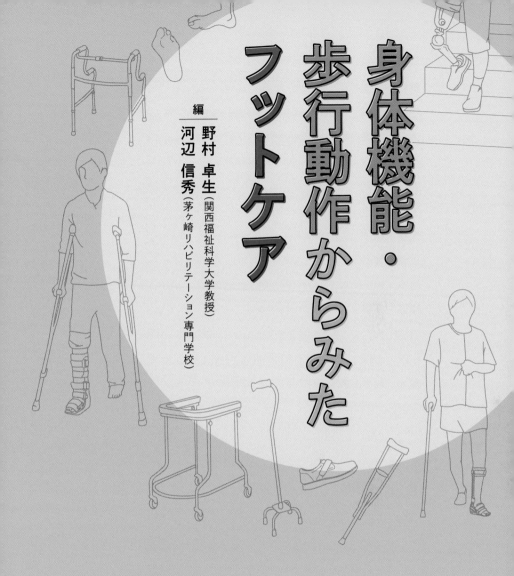

身体機能・歩行動作からみたフットケア

編
野村 卓生(関西福祉科学大学教授)
河辺 信秀(茅ヶ崎リハビリテーション専門学校)

文光堂

執筆者一覧(執筆順)

野村　卓生	関西福祉科学大学保健医療学部リハビリテーション学科	
甲田　宗嗣	広島都市学園大学健康科学部リハビリテーション学科	
河辺　信秀	茅ヶ崎リハビリテーション専門学校理学療法学科	
林　　久恵	星城大学リハビリテーション学部リハビリテーション学科	
宮本　俊朗	兵庫医療大学リハビリテーション学部理学療法学科	
大関　直也	東京医科大学茨城医療センターリハビリテーション療法部	
大塚未来子	大分岡病院創傷ケアセンター	
近藤恵理子	名古屋共立病院リハビリテーション科	
松本　純一	IMS(イムス)グループ春日部中央総合病院リハビリテーション科	
福原　幸樹	広島大学病院診療支援部リハビリテーション部門	
岩城　大介	広島大学病院診療支援部リハビリテーション部門	
山端　志保	京都府立医科大学附属病院リハビリテーション部	
森　　耕平	関西福祉科学大学保健医療学部リハビリテーション学科	

序　文

　世界では，糖尿病が原因で30秒に1本の足が失われていると推計されており，糖尿病足病変の発症予防や治療は喫緊の課題となっている[1]．日本では，糖尿病の重症化予防のためのフットケアについて，2008年度診療報酬改定により糖尿病合併症管理料の算定が認められ，これまでよりもさらに医療者が糖尿病患者の足に注目するようになった．糖尿病合併症管理料の算定においては，医師が糖尿病足病変に関する指導の必要性があると認めた患者を対象に，患者のセルフケア能力の向上を支援（エンパワーメント）し，爪甲切除，角質除去や足浴などが必要に応じて実施される[2]．

　糖尿病足潰瘍の成因としては糖尿病神経障害（diabetic neuropathy：DN）と末梢動脈疾患（peripheral arterial disease：PAD）による末梢血流障害（下肢の虚血）がある．DNとPAD以外の足部潰瘍のリスク要因としては，足潰瘍・切断既往歴，腎障害（特に透析患者），視力障害，血糖コントロール不良，足変形，関節可動域制限や高足底圧（高足底負荷量）などがあげられる[3]．これらの内的要因に，反復メカニカルストレスや低温熱傷などの外的要因が加わると足潰瘍を発生させる．運動機能や感覚機能が低下すれば日常生活動作（activity of daily living：ADL）能力が障害されるし，糖尿病足病変に焦点をあてれば反復メカニカルストレスなど，足病変の発症と増悪に影響する．

　近年，糖尿病患者では，糖尿病の存在，DNの合併とその重症化により運動機能へ影響することが明らかにされ，糖尿病は運動器疾患といえるエビデンスが集積されつつあり，糖尿病患者の運動器・身体機能へ注目する必要性が報告されている[4,5]．人口の高齢化も関与し，重複障害を有する患者が増加しており[6]，糖尿病以外の疾患の影響も考慮しなければならないフットケアの対象者が今後さらに多くなると予測される．また，糖尿病を合併したリハビリテーション対象患者も増加しており，フットケアの観点をふまえたリハビリテーションが今後さらに求められると考えられる．

　本書は，糖尿病患者において身体機能・歩行動作に注目しなければならないエビデンスについて述べ，フットケアにおいて運動機能的な要因がどのように関与し，かつどのような介入が有効であるのかについて解説する，これまでにない視点からのフットケアの成書を目指している．本書が日常臨床におけるフットケアに寄与できれば幸いである．

文 献

1) Every 30 seconds a lower limb is lost somewhere in the world as a consequence of diabetes. Lancet 366：1673-1750, 2005
2) 厚生労働省保険局：診療報酬の算定方法の制定等に伴う実施上の留意事項について．保医発第 0305001 号，平成 20 年 3 月 5 日．http://www.mhlw.go.jp/topics/2008/03/dl/tp0305-1d.pdf（2015 年 11 月 8 日閲覧）
3) 日本糖尿病学会（編）：科学的根拠に基づいた糖尿病診療ガイドライン 2013，南江堂，東京，2013
4) 野村卓生：糖尿病治療における理学療法　戦略と実践，文光堂，東京，2015
5) 清野　裕ほか（監）：糖尿病の理学療法，メジカルビュー社，東京，2015
6) 厚生労働省：身体障害児・者等実態調査．http://www.mhlw.go.jp/toukei/list/108-1.html（2015 年 11 月 8 日閲覧）

2016 年 5 月

野村 卓生，河辺 信秀

目次 身体機能・歩行動作からみたフットケア

I 糖尿病足病変とフットケア ──野村 卓生 … 1

1 下肢切断原因の変遷 … 2
2 糖尿病足病変とは … 2
3 糖尿病足病変の発症にかかる要因 … 4
1 糖尿病神経障害（DN） … 4
2 末梢動脈疾患（PAD） … 7
3 その他（足変形，関節可動域制限および高足底圧） … 8

4 糖尿病足病変のリスクアセスメント … 9
1 糖尿病神経障害（DN） … 10
2 末梢動脈疾患（PAD） … 11
3 その他（足変形，関節可動域制限および高足底圧） … 14

5 身体機能・歩行動作からみたフットケアの重要性 … 15

II 歩行のメカニズム ──甲田 宗嗣 … 25

1 足関節・足部の解剖学と運動学 … 26
1 足部の関節運動の種類 … 26
2 機能による足部の3分割 … 26
3 足の筋肉 … 28
4 足関節の安定化に寄与する靱帯 … 28
5 足底アーチによる体重支持 … 28
6 ウィンドラス機効果による縦アーチの安定化 … 32
7 足の皮膚の構造 … 33
8 足の爪の構造 … 33

2 正常歩行とは … 34
1 正常歩行の歩行周期 … 34
2 歩行におけるロッカー機構 … 35
3 歩行における下肢の筋活動 … 37

3 歩行時の足部への負担 … 38
1 床反力からみた歩行時の足部への負担 … 38
2 歩行時の足部への負担と荷重量 … 39
3 立位や歩行の姿勢と足部への負担 … 39

目 次

III 身体機能・歩行動作からみた糖尿病足病変 —— 河辺 信秀　43

1 足病変の発症（初発）と再発 ………………………………… 44
1. 足底負荷量の増加と胼胝形成　44
2. 足底負荷量に影響を及ぼす要因　50
3. 足底負荷量に関する評価　60

2 創傷治療期 …………………………………………………… 65
1. 創傷治癒への足底負荷量の影響　65
2. 足底負荷量へ影響を及ぼす因子　65

3 身体機能，生活機能の障害 …………………………………… 69
1. 糖尿病神経障害（DN）に起因する運動機能障害　69
2. 創傷治療過程における運動機能障害　72

IV 身体機能・歩行動作からみた介入　77

1 フットウェア選択の考え方と実際 ……………………… 林 久恵　78
1. フットウェアとは　78
2. 予防用フットウェアの効果と実際　78
3. 治療用フットウェア（免荷 device）の効果と実際　83

2 運動機能への介入 ……………………………………… 宮本 俊朗　93
1. 糖尿病神経障害（DN）による運動機能の低下　93
2. 糖尿病神経障害（DN）合併患者の運動機能低下に対する介入のエビデンス　96
3. 糖尿病神経障害（DN）合併患者の運動機能低下に対する介入の実際　101

3 歩行障害への介入 ……………………………………… 大関 直也　110
1. 糖尿病神経障害（DN）に起因する歩行障害への介入　110
2. "フットウェア"による歩行障害への介入（予防用，治療用）　120

V リハビリテーション対象患者に対するフットケアの実際　129

1 フットケアにおけるコメディカルの役割 ……… 河辺 信秀，野村 卓生　130
1. 身体機能・歩行動作からみたフットケアの実践に向けて　130

2　身体機能・歩行動作からみたフットケア介入の実際　　130
　　　3　身体機能・歩行動作からみたフットケアが
　　　　　普及しなければならない根拠　　132

2　下肢慢性創傷　　135
1）糖尿病神経障害による創傷治療期の患者　　大塚 未来子　135
　　症例情報　135
　　　1　評　価　　136
　　　2　プログラム　　141
　　　3　経　過　　142
　　　4　まとめ　　142

2）末梢動脈疾患による創傷治療期の患者　　近藤 恵理子　146
　　症例情報　146
　　　1　開始時の評価　　148
　　　2　4週後の評価　　149
　　　3　プログラム　　150
　　　4　経　過　　150
　　　5　まとめ　　152

3）変形性関節症を合併した創傷治療期の患者　　松本 純一　155
　　症例情報　155
　　　1　評　価　　156
　　　2　プログラム　　157
　　　3　経　過　　158
　　　4　まとめ　　162

4）再発予防期にある患者　　大塚 未来子　164
　　症例情報　164
　　　1　糖尿病足病変の評価（入院中の創傷治療期）　　166
　　　2　プログラム　　169
　　　3　経　過　　169
　　　4　糖尿病足病変の評価（退院後の再発予防期）　　171
　　　5　まとめ　　172

3　その他の疾患　　177
1）下肢切断患者　　福原 幸樹，岩城 大介　177
　　症例情報　177
　　　1　開始時評価　　179
　　　2　プログラム　　180
　　　3　フットケアが必要と判断したポイント　　181

目次

  4　糖尿病足病変に関する評価および分析　181
  5　経　過　185
  6　まとめ　187

2）心血管疾患患者　………………………………………………………… 山端 志保　191
 症例情報　191
  1　開始時評価　192
  2　プログラム　193
  3　フットケアが必要と判断したポイント　196
  4　糖尿病足病変に関する評価および分析　196
  5　経　過　198
  6　まとめ　200

3）透析患者　………………………………………………………………… 森 耕平　202
 症例情報　202
  1　開始時評価　203
  2　プログラム　205
  3　フットケアが必要と判断したポイント　205
  4　糖尿病足病変に関する評価および分析　206
  5　経　過　208
  6　まとめ　210

4）脳血管疾患患者　………………………………………………………… 河辺 信秀　212
 症例情報　212
  1　開始時評価　213
  2　プログラム　214
  3　フットケアが必要と判断したポイント　215
  4　糖尿病足病変に関する評価および分析　215
  5　経　過　218
  6　まとめ　219

付　録 ……………………………………………………………… 野村 卓生，河辺 信秀　221

 1　用語解説　222
 2　単位換算表　230

索　引　231

カラー口絵

Ⅲ-1　足病変の発症（初発）と再発

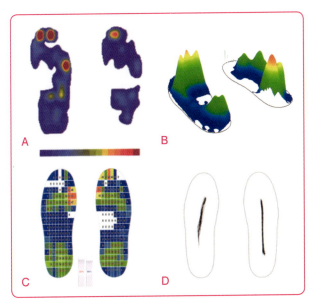

図9　歩行時足底圧計測装置でのデータ出力
[➡本文 p61]
A：カラー表示
B：3次元表示
C：各センサーの値表示
D：足圧中心移動軌跡

さまざまな形でデータを表示できる．カラー表示や3次元表示は視覚的に理解しやすく患者教育に使用しやすい．センサーごとの値表示は，高足底圧の把握やフットウェアの効果判定に用いる．足圧中心移動軌跡は歩行の安定性などを評価可能である．

Ⅴ-2-1）　糖尿病神経障害による創傷治療期の患者

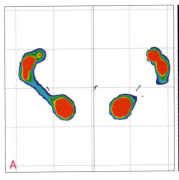 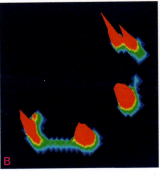

図5　足圧計を用いた立位評価
[➡本文 p139]
A：2次元分布
B：3次元分布

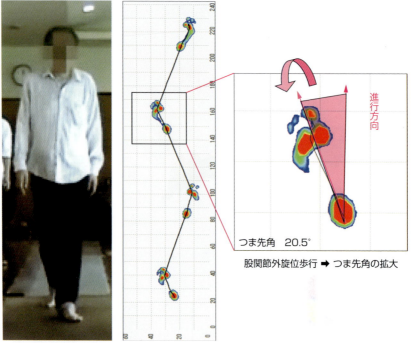

図6 足圧計を用いた歩行評価 [➡本文 p140]

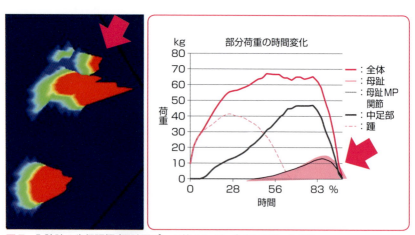

図7 入院時の歩行評価（母趾圧ピーク値 12.4 kgf）[➡本文 p140]

カラー口絵

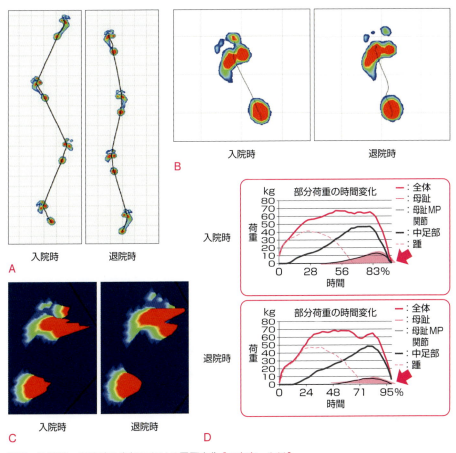

図8 入院時,退院時の歩行における足圧変化 [→本文 p141]
A:歩行時足跡のつま先角の比較.入院時,退院時のつま先角の違いが明らかである.
B:2次元分布による左足1歩の足圧中心(COP)軌跡の比較.COP軌跡の最終通過が入院時の第1趾から退院時は第3趾へ変化している.
C:3次元分布による左足1歩の足圧量の比較.後足部圧量は変わらないが,前足部圧量は入院時内側から退院時外側へ変化している.
D:左足1歩の経時的部分荷重の比較.後足部,前足部の圧バランスは変わらずとも母趾圧ピーク値が減圧できている(12.4 kgf → 8.2 kgf).

Ⅴ-2-4） 再発予防期にある患者

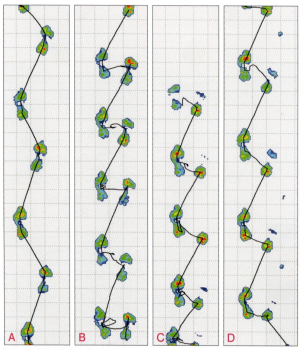

図4　歩行様式の違いによる足圧状況変化 [➡本文 p168]
A：快適歩行
B：2動作揃え型歩行
C：2動作揃え型歩行（右踵のみ接地許可）
D：3動作揃え型杖歩行

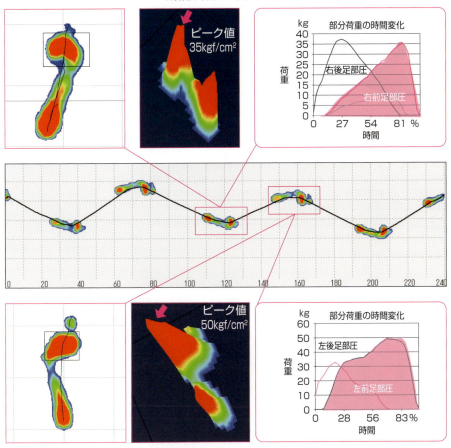

図7 再発予防期における歩行計測（裸足歩行）[➡本文 p173]

カラー口絵

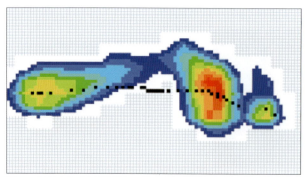

図8 左足1歩(非切断足)の足圧中心軌跡 [➡本文p174]
50Hzにて計測しているため足圧中心(COP)の点と点は0.02秒間の足圧の移動距離を示している．後足部付近のCOPの移動距離が大きいことより歩行周期における初期接地(イニシャルコンタクト)から荷重応答期(ローディングレスポンス)が早く行われていることが推察される．

V-3-2) 心血管疾患患者

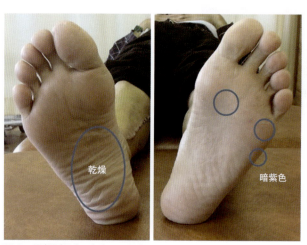

図2 足部所見 [➡本文p197]
白癬なし，爪変形なし，感染徴候なし，外傷なし．

V-3-3) 透析患者

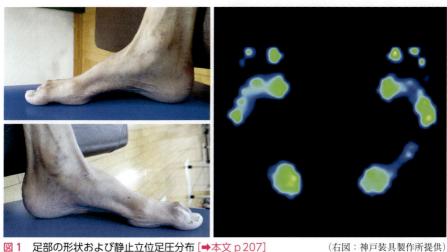

図1 足部の形状および静止立位足圧分布 [➡本文 p207]

（右図：神戸装具製作所提供）

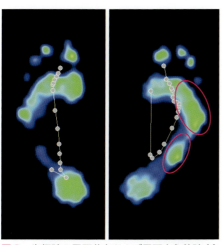

図3 歩行時の足圧分布および足圧中心軌跡（介入前）[➡本文 p207]

（神戸装具製作所提供）

カラー口絵

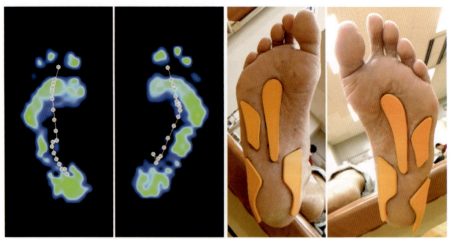

図6 歩行時の足圧分布および足圧中心軌跡（足底パッド貼付時）[➡本文 p209]

（左図：神戸装具製作所提供）

I

糖尿病足病変とフットケア

1 下肢切断原因の変遷

わが国において，四肢の切断は過去，外傷が最も主要な原因であった．東京都の大学病院における1968年から1999年までに義肢を作製した患者を対象とした調査において，1980年代までは切断原因の主因は外傷であったが，1980年代より末梢循環障害による切断が急増し，1990年代には切断に至る原因として末梢循環障害が最も多いことが報告された[1]．大阪府の某義肢会社において1992〜1997年の5年間に義足を作製した3,138例を対象にした調査では，下肢切断の原因疾患として男性では主因が糖尿病（第1位，男性の24.2％），女性でも糖尿病が上位を占める（第2位，女性の20.9％）ことが報告されている[2]．わが国における切断原因に関する全国調査はないが，近年の日本における下肢切断原因は，糖尿病と閉塞性動脈硬化症（arteriosclerosis obliterans：ASO）を含む総称である末梢動脈疾患（peripheral arterial disease：PAD）に起因する末梢循環障害であることが明らかにされている[3]．

このような現状のなか，日本フットケア学会[4]，日本下肢救済・足病学会[5]と日本メドトロニック[6]は，足病変の早期発見と下肢切断の救肢を促そうと2月10日を"フットケアの日"として制定，日本記念日協会に申請し認定されたことを発表した（2012年1月10日）．また，2014年2月10日には足病変治療にかかわる医師を中心として"Act Against Amputation：AAA"[7]が発足し，足病変リスクのある患者および前段階にある患者とその家族，足病変治療・指導に携わる医療従事者などを対象として，下肢切断者の減少への寄与を目的とした活動が行われるようになった．

2 糖尿病足病変とは

糖尿病は，国民病といっても過言ではないほどに増加している．2013年「国民健康・栄養調査」（厚生労働省）の結果では糖尿病有病者の割合は男性の16.2％，

表1　糖尿病の合併症

項目	特記事項
急性合併症	
糖尿病ケトアシドーシス	極度のインスリン欠乏とコルチゾールやアドレナリンなどのインスリン拮抗ホルモンの増加により，高血糖，高ケトン血症，アシドーシスをきたした状態である．
高浸透圧高血糖症候群	著しい高血糖と高度な脱水に基づく高浸透圧血症により，循環不全をきたした状態である．著しいアシドーシスは認めない．
感染症	特に足の皮膚感染症は壊疽の原因になりうる．
慢性合併症	
糖尿病網膜症	網膜の血管壁細胞の変性，基底膜の肥厚による血流障害，血液成分の漏出が原因となる．後天性失明原因の第2位となる合併症である*．
糖尿病腎症	腎臓の血管周囲の結合組織であるメサンギウムが増生し，糸球体構造の破壊，そして機能障害が起こる．新規人工透析導入原因の第1位であり，40％以上を占める**．
糖尿病神経障害	多発神経障害と単神経障害があり，臨床的に高頻度にみられるのは多発神経障害である．主として両足の感覚・運動神経障害と自律神経障害の症状を呈し，足潰瘍や足壊疽の原因となる．
動脈硬化性疾患 　冠動脈硬化症 　脳血管障害 　末梢動脈疾患	高血糖の程度が軽い境界型でもリスクが増加する． 心筋梗塞を起こす危険度は健常者の3倍以上である． 脳梗塞の発症は非糖尿病者の2〜4倍高頻度である． 糖尿病に特有でないが10〜15％と高頻度に合併する．
糖尿病足病変	重症の足病変（潰瘍，壊疽）の発症には，糖尿病多発神経障害，微小循環障害，末梢動脈疾患，外傷，感染症などが複雑に関連している．下肢切断の主因である．
手の病変	糖尿病に伴う手の病変として狭窄性屈筋腱鞘炎，手根管症候群，Dupuytren拘縮あるいはjoint limited mobilityなどを鑑別する．
歯周病	グラム陰性嫌気性菌などの歯周病原因菌の感染による歯周組織の慢性炎症で，糖尿病の重大な合併症の1つである．
認知症	高齢糖尿病患者の認知症のリスクは非糖尿病者の2〜4倍である．
低血糖	合併症ではなく，薬物療法中の患者に起こりうる糖尿病治療中にみられる頻度の多い緊急事態である．

詳細は，日本糖尿病学会（編・著）：糖尿病治療ガイド2014-2015，文光堂，2014を参照．
＊：日本眼科学会：中高年の視力障害や失明の原因は，ホームページより引用．
＊＊：日本透析医学会：わが国の慢性透析療法の現況，ホームページより引用．

女性の9.2％であり，50歳以降に有病者数の割合が増加することが報告されている[8]．わが国では，65歳以上の高齢者人口の総人口に占める割合は25％（4人に1人が高齢者）となり[9]，糖尿病人口の増加，高齢者人口の増加に比例して合併症を有する糖尿病患者が増え，その対策を行わなければ今後さらに合併症（表1）を発症・増悪する糖尿病患者が増加すると予測される．

糖尿病の合併症である糖尿病足病変は，国際的には「神経障害や末梢血流障害を有する糖尿病患者の下肢に生じる感染，潰瘍，深部組織の破壊性病変」と定義される[10]．地域によって異なるが，糖尿病足潰瘍の有病率は1.5～10％，発生率は2.2～5.9％と報告され，その7～20％が下肢切断となる[10]．下肢切断の70％は糖尿病患者で行われ，その85％は足潰瘍が先行し[10]，2005年の"Lancet"（Vol 366, No 9498）の表紙には「世界では糖尿病によって30秒に1本の足が失われる」との見出しが掲げられた[11]．下肢切断に至った症例では寝たきりになる患者が多く，1年生存率は透析患者で52％，5年になると約80％以上が死亡，透析を受けていない患者でも5年で約60％が死亡することが報告されている[12]．

3 糖尿病足病変の発症にかかる要因

足潰瘍の成因としては糖尿病神経障害（diabetic neuropathy：DN）とPADによる末梢血流障害がある．寺師らは糖尿病性足潰瘍の神戸分類として，末梢神経障害が主体となり進展する病態（タイプⅠ）と，末梢血管障害が主体となり進展する病態（タイプⅡ）を提唱している[13]．タイプⅠの概要は，自律神経障害で乾燥，自律神経障害と運動神経障害で骨格変形を助長し，知覚神経障害で容易に胼胝下潰瘍や軟鶏眼からの潰瘍を生じる．タイプⅡの概要は，重症の下肢虚血によって生じる潰瘍である．

DNとPAD以外の足潰瘍のリスク要因としては，足潰瘍・切断既往歴，腎障害（特に透析患者），視力障害，血糖コントロール不良，足変形，関節可動域制限，高足底圧（高足底負荷量）などがあげられる[10]．これらの内的要因に，反復メカニカルストレスや低温熱傷などの外的要因が加わると足潰瘍が発生する．

以下，本稿ではDN（特に運動神経障害，運動器への影響に注目），PADおよびその他（足変形，関節可動域制限および高足底圧），それぞれについて詳細を述べる．

1 糖尿病神経障害（DN）

DNは，糖尿病患者に特有の合併症であり，細小血管症に分類され，そのなかでも最も合併頻度の高い合併症である．DNの発症・進展に関与するリスク因子には，

1）血糖コントロールの不良
2）糖尿病罹病期間
3）高血圧
4）脂質異常
5）喫煙
6）飲酒

などがあるが，これらのうち最も重要な因子は血糖コントロールの不良である[10]．DNは，多発神経障害（感覚運動神経障害，自律神経障害，急性有痛性神経障害）と単神経障害（脳神経障害，体幹・四肢の神経障害，糖尿病筋萎縮，〈腰仙部根神経叢神経障害〉）に大別される[10]．糖尿病多発神経障害（diabetic polyneuropathy：DP）については，患者が訴える感覚障害が注目されやすいが，近年の研究によって，身体機能への障害の有無とその程度が明らかにされつつある[14]．

まず，DN合併の疫学に関して，日本臨床内科医会の報告で，12,821例の糖尿病患者のうち，36.7％が主治医にDNの診断を受けており[15]，東北地方の糖尿病患者15,000例の検討では，その52％がアキレス腱反射の低下を認めることが報告されている[16]．

ついで，糖尿病患者の筋力と筋量について述べる．

近年，2型糖尿病患者の筋力に関する研究が進み，非糖尿病者に比較して2型糖尿病患者は筋力が低値であることが示されている（表2）[17〜19]．Andersenらは，平均年齢58歳，平均罹病期間11年の2型糖尿病患者および非糖尿病者それぞれ36例を対象に上下肢の筋力を検討し，末梢優位（膝関節よりも足関節が低下）に筋力が低値を示すことを報告した[17]．また，DPの合併とその重症化によって筋力の低下がより顕著となること示した．Parkらは，70〜79歳の2型糖尿病患者485例および非糖尿病者2,133例を対象に上下肢の筋力を検討し，男性糖尿病患者では握力，膝伸展筋力が男性非糖尿病者と比較して有意に低値であることを報告した[18]．2型糖尿病患者47例を対象とした野村らの研究においても，糖尿病患者では参考基準値と比較すると膝伸展筋力が低値であることを報告している[19]．

Parkらの研究では筋量も検討しており，上肢筋量および下肢筋量は男女ともに糖尿病群が多いにもかかわらず，筋量に対する筋力の比（筋力/筋量＝筋力筋量比）でみると非糖尿病者よりも糖尿病患者が有意に握力，膝伸展筋力が低値であった（表3）[18]．野村らの研究では，2型糖尿病患者98例と非糖尿病者93例を対象として下肢筋量，膝伸展筋力をDPの合併をふまえて検討した結果，下肢筋量については両群で有意な差を認めないが，膝関節伸展の筋力筋量比は対照群と比較して糖尿病

表2　2型糖尿病患者の筋力

	Andersen ら[17]	Park ら[18]	野村ら[19]
対象の情報			
N数	糖尿病患者36例，非糖尿病者36例	糖尿病患者485例，非糖尿病者2,133例	糖尿病患者47例
罹病期間	平均11年（5〜26年）	中央値6年（>45年）	6.7±5.9年
年齢	平均58歳（44〜74歳）	平均73歳（70〜79歳）	平均54歳（31〜75歳）
対象の筋力			
上肢	手関節および肘関節の筋力に両群で有意な差は認めなかった．	握力は男性非糖尿病者に比較して男性糖尿病患者が平均で1.3kg有意に低値であった．	検討なし．
下肢	糖尿病患者が非糖尿病者に比較して足関節背屈筋力は17％有意に低値，膝関節屈曲筋力は14％有意に低値，膝伸展筋力は7％低値の傾向であった．	膝伸展筋力は男性非糖尿病者に比較して男性糖尿病患者が平均で0.4Nm/kg有意に低値であった（糖尿病患者の筋力は非糖尿病者の約95％）．	対象47例中33例において，膝伸展筋力体重比が参考基準値の−1標準偏差未満であった．

（文献14）より引用，一部改変）

群が有意に低値であった[20]．足関節背屈の筋力筋量比は，対照群＞DP非合併群（対照群の平均88％）＞DP合併群（対照群の平均65％）の順に有意に低値であった．

さらにParkらは，高齢糖尿病患者の筋量と筋力について3年間の変化を検討している[21]．平均年齢73歳の糖尿病患者305例と非糖尿病者1,535例を対象に上肢筋量と下肢筋量，握力と膝伸展筋力を検討した．上肢筋量，握力は両群ともに3年後有意に減少し，上肢筋量の減少は非糖尿病者よりも糖尿病患者で有意に高率であった．下肢筋量，膝伸展筋力および筋力筋量比は両群ともに3年後有意に減少し，その減少量は非糖尿病よりも糖尿病患者で高率であった．

これらの研究をまとめると，日常生活に問題のない2型糖尿病患者でも非糖尿病者と比較すると筋力が数％から十数％低下しており，筋力低下はDPの合併と進行によって顕著となることを示している．すなわち，糖尿病の発症によって筋量に応じた筋力を発揮できない状態（筋肉のパフォーマンスの低下）に陥り，DPの合併によりその状態はさらに悪化すると考えることができる．糖尿病の合併は，高齢者における加齢性筋肉減弱症（サルコペニア）[22]を助長させる要因となりうることからも，糖尿病合併による身体機能・能力への影響を考慮することが必須である．

表3 2型糖尿病患者の筋量と筋力

	横断研究		縦断研究
	Parkら[18]	野村ら[20]	Parkら[21]
対象の情報			
N数	糖尿病患者485例,非糖尿病者2,133例	糖尿病患者98例と非糖尿病者93例	糖尿病患者305例と非糖尿病者1,535例
年齢	平均73歳(70〜79歳)	平均60歳(40〜79歳)	平均73歳(70〜79歳)
体重	非糖尿病者に比較して糖尿病者では,男性は平均5.0kg,女性は平均7.7kg有意に体重が高値であった.	BMI平均24.6kg/m²	非糖尿病者に比較して糖尿病者では,平均5.8kg有意に体重が高値であった.
筋量			
上肢	男女ともに糖尿病患者が非糖尿病者に比較して筋量が有意に多かった(平均で0.4〜0.7kg).	検討なし.	両群ともに3年後有意に筋量は減少するが,糖尿病患者が非糖尿病者に比較して減少量が有意に多かった.
下肢	男女ともに糖尿病患者が非糖尿病者に比較して筋量が有意に多かった(平均で0.2kg).	DP合併群,DP非合併群,対照群の筋量に有意な差は認めなかった.	両群ともに3年後有意に筋量は減少するが,糖尿病患者が非糖尿病者に比較して減少量が有意に多かった.
筋力筋量比			
上肢	男女ともに糖尿病患者が非糖尿病者に比較して筋力筋量比は有意に低値であった.	検討なし.	糖尿病群では3年後有意に筋力筋量比が低下したが,非糖尿病者では有意な減少は認めなかった.3年後の変化量に有意な差は認めなかった.
下肢	男女ともに糖尿病患者が非糖尿病者に比較して筋力筋量比は有意に低値であった.	膝関節伸展の筋力筋量比は非糖尿病者と比較して糖尿病患者が有意に低値であったが,DP非合併群とDP合併群との有意な差は認めなかった.足関節背屈の筋力筋量比は,非糖尿病者>DP非合併群>DP合併群の順に有意に低値であった.	両群ともに3年後有意に筋力筋量比は減少するが,糖尿病患者が非糖尿病者に比較して減少量が有意に多かった.

筋力筋量比:筋量に対する筋力の比(筋力/筋量),DP:糖尿病多発神経障害

(文献14)より引用,一部改変)

2 末梢動脈疾患(PAD)

　糖尿病症例に特有の合併症ではないが,PADは糖尿病患者の10〜15％と高頻度に合併する[23].糖尿病患者においてはPADのリスクは3〜4倍となり,HbA1cが1％増加するごとにPADのリスクは26％増加する[10].PADは以前"閉塞性動脈硬

化症（ASO）"あるいは"下肢慢性動脈閉塞症"と呼ばれていたが，現在はその原因に関係なく，国際的に PAD に統一されている[24]．PAD の初期症状は，連続歩行後の下肢の疼痛であり，これを間欠性跛行（intermittent claudication：IC）という．

PAD 患者に対する下肢血行再建術後には下肢血行動態が改善し，足関節上腕血圧比（ankle brachial index：ABI），最高酸素摂取量や最大歩行距離が改善することが報告されている[25]．湯口らも PAD 症例 11 例を対象にした検討で，血行再建術後に ABI と最大歩行距離が改善したことを報告している[26]．一方，PAD 患者における身体機能・能力の低下には酸化ストレス，神経障害や筋線維タイプの移行が関与する可能性がある[27]．McDermott らは，60 歳以上の PAD 患者の下肢筋力を検討し，非 PAD 患者よりも下肢筋力が低値（PAD 患者は非 PAD 患者の約 8 割）であることを報告している[28]．King らは，IC を認める PAD 患者を対象に PAD の重症度，IC の程度と足関節底屈筋力の関連を検討し，PAD 患者の歩行能力を向上・維持させるために，足関節底屈筋力の運動療法の重要性を報告している[29]．

これらの研究をまとめると，PAD 患者においては，下肢血行動態の障害を主因として身体機能・能力が低下する．さらに，下肢血行動態が長期に障害されると酸化ストレスや神経障害などの影響により，運動器に直接的影響を及ぼす要因になることから，PAD 合併による身体機能・能力への影響を考慮することが必須である．

3 その他（足変形，関節可動域制限および高足底圧）

糖尿病患者によくみられる足変形としては，
1）クロウトゥ（鷲爪趾）
2）ハンマートゥ（槌趾）
3）外反母趾
4）凹足変形
5）シャルコー足変形（神経障害性骨関節症といわれる糖尿病患者における最も重篤な足変形）

がある（図 1）[30]．糖尿病患者の足変形の発症や重症度に関する全国的な調査はない．

糖尿病患者の関節可動域制限について，河辺らは，平均年齢 68.7 歳の 2 型糖尿病患者 15 例 30 肢を対象として報告している[31]．足関節背屈制限は対象の 63％（19 肢）に，第 1 中足趾節関節背屈制限は対象の 57％（17 肢）に認め，足関節可動域と歩行時の足底最大圧に逆相関を認めた．さらに，河辺らは，平均年齢 32.9 歳の健常男性を対象として実験的に足関節背屈制限を生じさせた結果，歩行時の足底圧

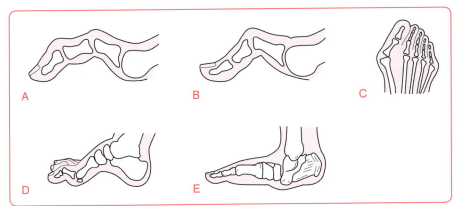

図1　糖尿病患者によくみられる足変形　　　　　　　　　　　　　（文献30）より引用）
A：クロウトゥ（鷲爪趾），**B**：ハンマートゥ（槌趾），**C**：外反母趾，**D**：凹足変形，**E**：シャルコー足変形

が上昇することから，足部の関節可動域制限による足底圧上昇の根拠を示した[32]．

　糖尿病患者においては，おそらく関節，軟部組織，皮膚の蛋白糖化によって関節可動域が制限されると考えられている[33]．足の変形，関節可動域の制限に歩行パターンの異常が加わり，バイオメカニカルな荷重の変化をもたらし，足底圧の上昇と足に加わる"ズリ力"の増大をもたらし，これが足潰瘍発生のリスク要因となる[33]．

4 糖尿病足病変のリスクアセスメント

　糖尿病足病変のリスクアセスメントについて，DN，PADおよびその他（足変形，関節可動域制限および高足底圧）を中心として概説する．

　患者には，毎日，素足を観察させることが重要である[23]．観察による感染，外傷，爪の変形，白癬，胼胝などの早期発見が必要であり，異常があれば主治医に相談するように指導する[23]．

　前述した寺師らの神戸分類のタイプⅠ（末梢神経障害による潰瘍）とタイプⅡ（末梢血管障害による潰瘍）の臨床的特徴を示す[13]．タイプⅠでは，皮膚の状態は"時に湿潤"，温感・冷感は"生暖かい"，骨格の変形は"あり"，皮膚の性状は"胼胝，亀裂"，創傷部位は"足底，足背"，創の状態は"湿潤"，病態は"時に急性"などの臨

表4 糖尿病性神経障害を考える会の診断基準と注意点，測定のポイント

必須項目
1. 糖尿病が存在する．
2. 糖尿病性多発神経障害以外の末梢神経障害を否定しうる．
以下の3項目のうち2項目以上を満たす場合を"神経障害あり"とする．

項目	注意点と測定のポイント
1. 糖尿病性多発神経障害に基づくと思われる自覚症状	・糖尿病神経障害に基づくと思われる神経症状とは両側性． ・足先および足底の"しびれ""疼痛""異常感覚"のうちいずれかの症状を訴える． ・上肢の症状のみの場合および"冷感"のみの場合は含まれない．
2. 両側アキレス腱反射の低下あるいは消失 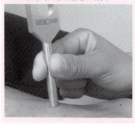	注意点 ・アキレス腱反射の検査は膝立位で確認する． 測定のポイント ・打診器はバビンスキー型がハンマーヘッドの重量をもって定量的な負荷を与えやすい． ・高齢者では転倒を防止するために，壁や椅子の背もたれなどを支持させるとよい． ・検査を行う前に十分にリラックスさせ，全身の緊張をとることが正確な検査を行ううえで重要である．
3. 両側内踝振動覚の低下 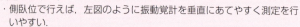	注意点 ・振動覚の低下とはC 128 Hz音叉にて10秒以下を目安とする． 測定のポイント ・側臥位で行えば，左図のように振動覚計を垂直にあてやすく測定を行いやすい． ・振動覚計は，検者の手指でそっと支える． ・振動覚計を振動させてから速やかに内踝にあて，内踝にあててからの時間を測定する．
	そのほかの注意点 ・高齢者については老化による影響を十分考慮する．

床的特徴がある．タイプⅡでは，皮膚の状態は"乾燥"，温感・冷感は"冷感"，骨格の変形は"なし"，皮膚の性状は"平滑，光沢"，創傷部位は"足趾，踵"，創の状態は"乾燥，ミイラ化"，病態は"慢性"などの臨床的特徴がある．

1 糖尿病神経障害 (DN)

DNの診断については国際的にコンセンサスの得られた診断基準は確立されていない．日本では糖尿病性神経障害を考える会が提唱する診断基準[34)]が日常臨床で

よく使用される．この診断基準は自覚症状，アキレス腱反射，内踝振動覚で検査するものであり，実施しやすい（表4）．また，糖尿病足病変の評価における足部の振動覚検査として国際ワーキンググループが提唱する方法は，音叉を第1足趾の遠位趾節骨の背側にあてる[33]．具体的な評価方法としては，音叉を一定の圧力で垂直にあて，患者が母趾で振動を知覚できない場合は，より近位（踝，脛骨粗面）で検査を繰り返す．

DNのスクリーニングに有用な検査として，ほかにモノフィラメントを用いた触圧覚テスト，爪楊枝や竹串を用いた痛覚（pin-prick）弁別検査などがあげられる[10]．

触圧覚テストについては，モノフィラメントを用いて足の甲側の閾値，足の裏側の閾値を評価する（図2）．モノフィラメントを用いた評価方法は簡便で，手順に従えば経験の多少に左右されず定量的かつ再現性をもって評価可能である．10gの圧を与えることのできるモノフィラメントを足趾または足背で知覚できない症例は，将来，糖尿病足潰瘍を合併する可能性が高いことが前向き研究で示されている[33]．

特別な検査器具を用いることのない爪楊枝や竹串を用いた痛覚弁別検査は臨床上，簡便である[35]．これは，鋭利端と鈍端で交互に突っつき，どちらが尖っていたかをきくものである（pin-prick感の弁別検査，図3）．馬場らは外来通院中の4,070例の糖尿病患者を対象にpin-prick弁別検査を行った結果，痛覚低下を12〜14％に認め，痛覚低下は糖尿病罹病期間と強い相関があることを明らかにしている[35]．また，痛覚低下の範囲が広がるにつれて，アキレス腱反射の異常，振動覚異常の頻度が上昇し，起立性低血圧が高度になることを報告している．

2 末梢動脈疾患（PAD）

下肢PADの診断に際して行う検査法には，
1）ABI（下肢血圧/上肢血圧）
2）血管エコー検査
3）運動負荷試験
4）造影検査（CT，MRI，カテーテル検査）

などがあり，ABIが正常値（0.90〜1.30）から逸脱すれば下肢PADが疑われる[36]．足背動脈や後脛骨動脈の拍動が触知できたとしてもPADは否定できない．アメリカ糖尿病学会（American Diabetes Association：ADA）やTASC Ⅱ（Trans-Atlantic Inter-Society Consensus Ⅱ）は，50歳以上の糖尿病患者と50歳以下でも動脈硬化のリスク因子を多数有する場合にはABIの測定によるPADのスクリーニングを勧

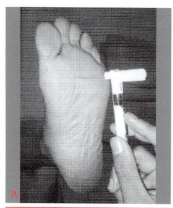
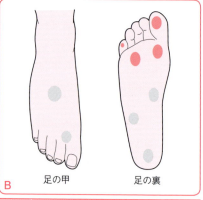

フィラメントの大きさ	キット番号 (Size)	Target force in grams	足の甲側の閾値	足の裏側の閾値
細	2.83	0.07	正常	正常
	3.61	0.4	Diminished light touch	
	4.31	2	Diminished protective sensation	Diminished light touch
	4.56	4	Loss of protective sensation	Diminished protective sensation
	5.07	10		Loss of protective sensation
太	6.65	300	Deep pressure sensation only	Deep pressure sensation only

図2 SW モノフィラメントによる触圧覚検査の実施風景（**A**）と測定箇所（**B**），ならびに検査結果の判定方法（**C**）　　　　　　　　　　（文献30）より引用）

糖尿病足病変に関する国際ワーキンググループにおいては，赤色で示された足底の4箇所を行うことが必須であると推奨されている[33]．米国糖尿病学会のフットケアグループでは，足の神経障害のリスクアセスメントの際には5.07モノフィラメント検査を必須としている[10]．

告している[10]．第一選択としてABIを測定するが，罹病期間が長期化した糖尿病患者や維持透析患者では足関節より中枢動脈の石灰化が著しいため，ABIが本来より高値となる場合がある（結果，ABIが基準値の範囲内となることもある）．このような場合は，足趾上腕血圧比（toe brachial index：TBI）の測定が有効である[37]．

PADの重症度分類には，Fontaine分類やRutherford分類があり（表5），Ruther-

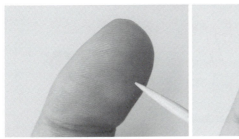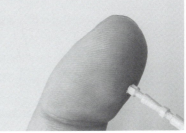

図3 爪楊枝を用いた痛覚(pin-prick)弁別検査
鋭利端と鈍端で交互に突っつき,どちらが尖っていたかをきく.

表5 末梢動脈疾患(PAD)の重症度分類

Fontaine 分類		Rutherford 分類		
分類	症状	度	群	臨床的定義
Ⅰ度	無症状,冷感,しびれ	0	0	無症状
			1	軽度跛行
Ⅱ度	間欠性跛行	Ⅰ	2	中等度跛行
			3	高度跛行
Ⅲ度	安静時疼痛	Ⅱ	4	安静時下肢痛(虚血性下肢痛)
Ⅳ度	潰瘍,壊疽	Ⅲ	5	軽度組織損失,難治性潰瘍,限局性壊疽
			6	広範な組織損失,中足骨を超える潰瘍,壊死

ford 分類において,安静時の虚血性下肢痛を訴える"4群"および難治性足病変を有する"5・6群"は,重症下肢虚血(critical limb ischemia:CLI)と呼ばれ,PAD 症例のなかでも生命予後が悪く,適切な治療を行うことが求められる[36).] Fontaine 分類ではⅢ・Ⅳ度がCLIに該当する.

　PADの特徴的な臨床症状に間欠性跛行(IC)がある.歩行検査にトレッドミルを用いると客観性,信頼性,再現性が高いが,機器がなくともあらかじめ距離を計測しておき,平地にカラーコーンを設置して歩行させるなどで検査が可能である.ICの出現距離が30m以下の場合は"重度",100〜250mの場合は"中等度",400〜500m以上の場合は"軽度"と判定し,重度の場合は積極的な運動療法が適応されにくい[37).] 理学的診断法として,Ratschow の下肢挙上ストレス試験がある[38).] 患者をベッド上に寝かせ(仰臥位),両下肢を屈曲,足底が白くなるまで足関節を20〜40回,回転させる.その後,直ちに座位となり,両下肢を下垂させ,約2分

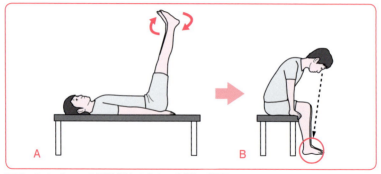

図4 Ratschowの下肢挙上ストレス試験の概要
A：仰臥位で足を挙上し，足関節を20〜40回，回す（足底が白くなるまで）．
B：すぐに座り，足を垂らし，足背の色の変化をみる．

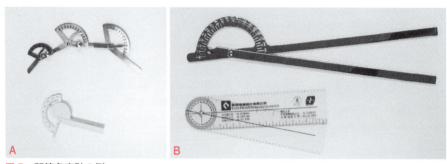

図5 関節角度計の例
Aは手指・足趾用，**B**は肩関節や股関節などの大関節測定用の角度計である．関節の大きさに合わせて角度計を選択するとよい．

後の足背の色の変化をみる．病変側はいつまでも皮膚に赤みがささないことで虚血ありと診断する方法である（図4）．

3 その他（足変形，関節可動域制限および高足底圧）

糖尿病患者によくみられる足変形については前述のとおりである．患者には，感染，外傷，爪の変形，白癬や胼胝などの異常に早期に気づかせるためにも，毎日素足をよく観察させるようにし，異常があれば主治医や医療者へ相談するように指導する．

関節可動域の測定の進め方について，まず関節角度計は足部・足趾の測定が行いやすい形状を選択する．肩や股の関節可動域を測定する際には，大型の角度計が適しているが，手指・足趾のような小さい関節を測定する際は，小型の角度計が扱いやすい（図5）．関節可動域の測定方法は，1995年に改定された「関節可動域表示ならびに測定法」（日本整形外科学会・日本リハビリテーション医学会）に準拠，参考にする[39]．表6，7は，足関節および足趾の参考可動域などの概要を示した測定方法である．近年，足関節内がえし・外がえしの関節可動域測定については新たな方法が推奨されている（詳細は第Ⅲ章を参照）．
　関節可動域の測定方法の注意点とポイントを以下に示す．
　1）患者へ説明のうえ，可能な限り測定部を露出する．
　2）測定前に測定する関節を可動範囲にわたって一度ゆっくりと動かす．
　3）原則的には慎重に他動運動（測定者が動かす）で測定する．
　4）強い痛みなどを伴う場合は自動運動（患者が自ら動かす）での測定を考慮する．
　5）角度計の軸は平行移動させてよい．運動の最終（最大の可動域）で可動域をあててよい．
　6）二関節筋のある関節ではその影響を十分に考慮する．
　7）代償動作には十分に注意する（近位関節の固定をしっかりと行う）．
　8）関節可動域の測定値は5°単位とする．
　9）疼痛が測定結果に影響を及ぼした場合，測定値の側近に"P"（painのP）を記載しておくとよい．
　10）診療録に記録する場合，"°"よりも"度"で記載したほうがわかりやすい．
　足底圧は，フットプリント，ピドスコープ，足底圧分布計測装置などを用いた測定方法がある（詳細は第Ⅲ章を参照）[40]．

5　身体機能・歩行動作からみたフットケアの重要性

　糖尿病足病変の発症予防のためには，ハイリスク患者の定期的な足診察，患者・家族へのフットケア教育，足に適合した履物の指導や作製，非潰瘍性皮膚病変（胼胝，鶏眼，白癬症，爪病変など）の治療，血糖コントロールが必要となる[10]．PADを合併している場合は禁煙指導も重要である．フットケアに必要な画像診断・血流

表 6　足関節の関節可動域測定

関節	参考可動域	基本軸*	移動軸*	検査姿勢・肢位**	測定風景
背屈（伸展）	20°	腓骨への垂直線	第5中足骨	端座位など	
底屈（屈曲）	45°	腓骨への垂直線	第5中足骨	端座位など	
外がえし	20°	下腿軸への垂直線	足底面	端座位など	
内がえし	30°	下腿軸への垂直線	足底面	端座位など	
外転	10°	第1・第2中足骨の中央線	移動した中央線	仰臥位など	
内転	20°	第1・第2中足骨の中央線	移動した中央線	仰臥位など	

*基本軸とは角度計の一端を固定する軸であり，移動軸とは角度計のもう一端を移動させる軸である．
**留意点：腓腹筋の影響を除くため，膝屈曲位で測定する．
詳細は文献39) を参照．

　検査，爪や手足のケアの実際，感染対策，院内連携・地域連携，リスクマネジメント・セーフティマネジメント，災害医療とフットケアなどに関しては成書を参考のこと[41〜43]．

　本稿では，フットケアを行うにあたって身体機能・歩行動作からの視点がなぜ重要かを概説する．歩行速度と足底の最大圧の間には顕著な相関関係は認めない

表7 足趾の関節可動域測定

関節	参考可動域	基本軸*	移動軸*	検査姿勢・肢位	測定風景
母趾中足趾節関節	屈曲：35° 伸展：60°	第1中足骨	第1基節骨	仰臥位など	A
母趾趾節間関節	屈曲：60° 伸展：0°	第1基節骨	第1末節骨	仰臥位など	B
足趾中足趾節関節	屈曲：35° 伸展：40°	第2〜5中足骨	第2〜5基節骨	仰臥位など	C
足趾近位趾節間関節	屈曲：35° 伸展：0°	第2〜5基節骨	第2〜5中節骨	仰臥位など	D
足趾遠位趾節間関節	屈曲：50° 伸展：0°	第2〜5中節骨	第2〜5末節骨	仰臥位など	

A：母趾中足趾節関節の屈曲，B：母趾中足趾節関節の伸展，C：第2足趾の屈曲，D：第2足趾の伸展
*基本軸とは角度計の一端を固定する軸であり，移動軸とは角度計のもう一端を移動させる軸である．詳細は文献39)を参照．

が[44]，DN合併患者では歩行速度が低下し，足病変の合併・進行とともに歩数に影響することが報告されている[45]．糖尿病患者では健常者と比較し，歩行時の下肢筋活動が高く，下肢筋収縮の遅延・変調が認められ，歩行時の加速度計で測定された変動係数が大きい（歩行を観察した際，体幹の動揺が大きいということである）[46]．また，糖尿病患者では，DNを合併していなくても健常者と比較すると，単脚支持時間（片脚で立つ時間）は減少，ストライド長（前に1歩を踏み出す距離）は短縮し，歩行速度が低下することが報告されている[46]．糖尿病患者では歩行動作が障害され，DNの合併とDNの重症化に伴い，歩行動作の障害が顕著になることから，身体機能・歩行動作をふまえてフットケアを行うことが必要である．

わが国においては，高齢者人口の増加に伴い糖尿病患者のさらなる増加と，糖尿病患者に占める65歳以上の割合も増加することが予測されている．現在，6秒間に1人，糖尿病が原因で死亡していると推計されている[47]．一般に糖尿病患者の下肢切断率は健常者より15～40倍高く，下肢切断の70％は糖尿病患者で行われており，下肢切断に至る患者では生命予後が不良となる[10]．フットケアにより糖尿病患者の下肢切断を予防することは，患者の生命予後の延長につながる可能性があり，糖尿病が原因による死亡例を減少させることができるかもしれない．

一方，高齢者の血管原性下肢切断のクリニカルパスでは，切断術後，第11～13日で仮義足採型，第15～28日で仮義足の仮合わせを行ってから，第29日以降の退院が標準とされるが[48]，クリニカルパスどおりにリハビリテーションが進行する患者は多くない．下肢切断後，歩行能力や日常生活動作能力を回復させるためリハビリテーションを行うが，基礎疾患である糖尿病の管理を行ううえでも運動療法は重要である．しかし，術創部の治癒の遅れや義足装着下でのリハビリテーションの時間が長くなれば断端部の擦過傷もできやすくなるなど，特に高齢患者ではバリアンスが多い[49]．また，下肢切断を受けた反対側の下肢に糖尿病足病変を再発して下肢再切断となるリスクが高い[10]．前述したが，糖尿病患者のDN，PAD，足変形，関節可動域制限や高足底圧などの内的要因に，反復メカニカルストレスなどの外的要因が加わると足潰瘍を発生させる．下肢切断者に対するリハビリテーション，糖尿病治療としての運動療法を行う際は，身体機能・歩行動作をふまえてフットケアを行うことが必要である．

厚生労働省の調査において，わが国では，1,235,000人の脳血管疾患患者がいると推計されている[50]．国内死因の第3位を占める脳卒中の死亡者数は年約130,000人であり，その約60％が脳梗塞である[51]．脳梗塞の正確な発症率は不明であるが，大まかに人口100,000対100～200，40歳以上では100,000対600前後と推定されている[51]．上月の調査によれば，東北大学病院の脳卒中回復期リハビリテーション患者の76％に耐糖能異常を認め，その24％に糖尿病を認め，特に歩行困難例において耐糖能異常の割合が高かったことを報告している[52]．脳卒中による運動障害の代表として片麻痺があり，筋力低下と筋緊張亢進をきたし，さらに痙縮が加わるなどして特定の運動パターン以外の動作が困難となり動作が障害される[48]．脳卒中患者においては糖尿病の合併が多く，特有の運動障害を考慮に入れ，フットケアの観点をふまえてリハビリテーションを行うことが必要である．さらに，日本人一般住民を対象とした前向きコホート研究である久山町研究において，脳卒中の初発後の累積再発率が検討され，10年間で26％が脳卒中を再発，脳

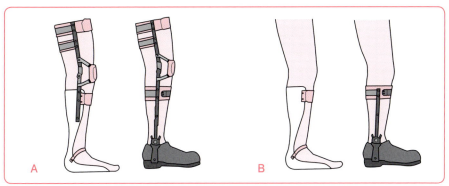

図6 脳卒中患者のリハビリテーションで使用する下肢装具の例
A：長下肢装具．膝の前方への折れを防ぐために膝関節周囲にロック機構のついた支柱や膝あてなどが取りつけられている．
B：短下肢装具．リハビリテーションによって，膝折れしなくなれば，膝関節から上の金属支柱を取り除き短い装具にすることが可能である．
なお，脳卒中患者のリハビリテーションにおいて，すべての施設でこのような装具が使用されてはいるわけではない．

卒中の累積再発率は，1年間で12.8％，5年間で35.3％，10年間で51.3％と，脳梗塞では経過年数とともに一定の割合で再発率が増加する傾向が明らかとなり，欧米よりも再発率が高かったことが明らかにされた[53]．

　糖尿病を合併する脳卒中患者では，基礎疾患である糖尿病管理のためにも運動療法が必要であり，運動療法の継続は脳卒中の再発予防に寄与すると考えられる．脳卒中のリハビリテーションにおいては，リハビリテーションを効果的に進めるために図6に示すような装具を使用する場合がある．積極的なリハビリテーションを行ううえで，脳卒中特有の運動障害による影響に加え，下肢装具の不適合により，下肢に傷ができやすい状況になる．糖尿病を合併した脳卒中患者のリハビリテーションや糖尿病治療としての運動療法を行う際は，身体機能・歩行動作をふまえてフットケアを行うことが必要である．

　わが国における慢性透析患者は，2013年12月時点の調査で314,180人となっている[54]．透析導入原因について，1997年までは慢性糸球体腎炎が第1位であったのが，1998年には糖尿病腎症が第1位となり，現在においても糖尿病腎症が透析導入への主因であり，全透析患者の43.8％の原因疾患となっている[54]．糖尿病患者は糖尿病の有無にかかわらずPADの独立した危険因子となり，透析患者では膝関節以下の末梢で高度の石灰化病変を伴う頻度が高い[55]．しかし，症候が乏し

く進行も速いことから CLI で発見され，治療抵抗性となることが多い．透析患者の下肢切断後の生命予後は非常に不良であり，特に膝上での下肢大切断術後の在院死亡率は約 40 ％ と非常に高率であることが報告されている[55]．

「糖尿病腎症生活指導基準」において，透析療法期（第 5 期）では，"原則として軽運動"で，"過激な運動は不可"とされており，積極的な運動療法が適応されてこなかった懸念がある[23]．近年，内部障害リハビリテーションの新たなる分野である"腎臓リハビリテーション"の分野から，透析患者に対する運動療法の有効性や安全性が発表されている[56]．透析中に仰臥位のまま行えるエルゴメーターを用いた有酸素運動，ゴムバンドや重錘を用いたレジスタンストレーニングなど，これまでに積極的に適応されてこなかった状況での運動療法の知見が集積されつつある．

前述したが，透析患者では足病変の発生に最新の注意を払う必要があり，糖尿病を合併した透析患者のリハビリテーション，糖尿病治療としての運動療法を行う際は，身体機能・歩行動作をふまえてフットケアを行うことが必要である．

以上，DN 合併患者，下肢切断者，脳卒中患者および人工透析患者を例にあげ，身体機能・歩行動作をふまえたフットケアの重要性について述べた．厚生労働省の「身体障害児・者等実態調査」では，内部障害者の割合が増加しており，障害を重複して持つ者の割合も増加傾向にある（図 7）[57]．理学療法の対象疾患においても，2000 年までの調査時点では糖尿病は第 12 位であったが，2005 年には糖尿病が第 8 位となっている[58]．従前から現在まで，糖尿病のみの診断名では理学療法の診療点数が算定できないため，理学療法対象疾患にいかに糖尿病の合併が多いかが推察され，最近の調査はないが糖尿病患者数の増加に伴い，この順位はさらに上昇していると推測される．今後，65 歳以上の人口，糖尿病患者，重複障害を有する者，およびより重度な障害を有する者が増加すると予測され，フットケアにおいて身体機能・歩行動作を考慮する必要性が求められてくるだろう．

アドバイス

✓ 糖尿病は内科疾患（内分泌代謝疾患）であるが，糖尿病神経障害（DN）による筋力低下などの運動器への影響，DN や足部の可動性の低下などによる歩行障害をふまえると，運動器疾患として位置づけても過言ではない．わが国においては，65 歳以上の人口増加に伴い，糖尿病を有する者はさらに増加すると予想される．糖尿病患者および糖尿病を合併する患者に対して，より効果的なフットケアを行ううえで，"身体機能・歩行動作からみたフットケア"が必要不可欠である．

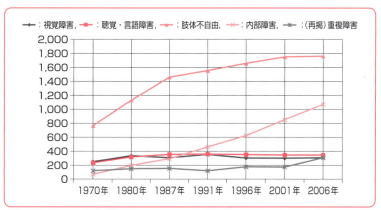

図7 障害の種類別にみた身体障害者数の推移（推計数，単位：千人）
視覚障害：視力および視野に障害を有しているものをいう．
聴覚・言語障害：聴力損失による障害，平衡機能の障害および音声・言語・咀嚼機能障害を有しているものをいう．
肢体不自由：上肢切断，上肢機能障害，下肢切断，下肢機能障害，体幹機能障害および運動の機能障害を有しているものをいう．
内部障害：心臓機能障害，呼吸器機能障害，腎臓機能障害，膀胱・直腸機能障害，小腸機能障害およびヒト免疫不全ウイルスによる免疫機能障害を有しているものをいう．
重複障害：上記の障害を複合して有しているものをいう． （文献57）より引用）

文　献

1) 磯崎弘司ほか：切断原因と年齢，義足作成期間の変化．東京保健科学会誌 3：163-165，2000
2) 林　義孝ほか：下肢切断者に関する疫学的研究．日義肢装具会誌 15：163-170，1999
3) 陳　隆明：高齢下肢切断者のリハビリテーションの実際と近年の傾向について．リハ医 45：331-334，2008
4) 日本フットケア学会：http://www.jsfootcare.org/ja/（2015年11月8日閲覧）
5) 日本下肢救済・足病学会：http://www.jlspm.com/（2015年11月8日閲覧）
6) 日本メドトロニック：http://www.medtronic.com/（2015年11月8日閲覧）
7) Act Against Amputation：http://www.dm-net.co.jp/footcare/aaa/（2015年11月8日閲覧）
8) 厚生労働省：平成25年国民健康・栄養調査の結果．http://www.mhlw.go.jp/stf/houdou/0000067890.html（2015年11月8日閲覧）
9) 総務省統計局：高齢者の人口．http://www.stat.go.jp/data/topics/topi721.htm（2015年11月8日閲覧）
10) 日本糖尿病学会（編）：科学的根拠に基づいた糖尿病診療ガイドライン2013，南江堂，東京，2013
11) Every 30 seconds a lower limb is lost somewhere in the world as a consequence of diabetes. Lancet 366：1673-1750，2005

12) Aulivola B et al：Major lower extremity amputation：outcome of a modern series. Arch Surg 139：395-399，2004
13) 寺師浩人ほか：糖尿病性足潰瘍の病態別分類—神戸分類の提唱．医学のあゆみ 240：881-887，2012
14) 野村卓生：糖尿病患者の運動障害に対する臨床研究と理学療法介入．理学療法学 40：696-702，2013
15) 日本臨床内科医会調査研究グループ：糖尿病神経障害に関する調査研究　糖尿病神経障害．日臨内科医会誌 16：353-381，2001
16) 佐藤　譲ほか：糖尿病神経障害の発症頻度と臨床診断におけるアキレス腱反射の意義：東北地方 15000 人の実態調査．糖尿病 50：799-806，2007
17) Andersen H et al：Muscle strength in type 2 diabetes. Diabetes 53：1543-1548，2004
18) Park SW et al：Decreased muscle strength and quality in older adults with type 2 diabetes：the health, aging, and body composition study. Diabetes 55：1813-1818，2006
19) 野村卓生ほか：2 型糖尿病患者における片脚立位バランスと膝伸展筋力の関係．糖尿病 49：227-231，2006
20) 野村卓生ほか：2 型糖尿病患者の下肢筋力と下肢筋肉量に関する調査　多発神経障害合併の有無別および健常者との比較．糖尿病 56：S281，2013
21) Park SW et al：Accelerated loss of skeletal muscle strength in older adults with type 2 diabetes：the health, aging, and body composition study. Diabetes Care 30：1507-1512，2007
22) 島田裕之（編）：サルコペニアと運動　エビデンスと実践．医歯薬出版，東京，2014
23) 日本糖尿病学会（編・著）：糖尿病治療ガイド 2014-2015．文光堂，東京，2014
24) 日本血管外科学会：末梢動脈疾患とは．http://www.jsvs.org/common/masyo/index.html（2015 年 11 月 8 日閲覧）
25) Wohlgemuth WA et al：Improvement of the quality of life concerning the health of patients with peripheral arterial disease (PAD) after successful bypass surgery. Vasa 37：338-344，2008
26) 湯口　聡ほか：PAD の血行再建術前後における最大歩行距離と下肢血行動態および身体機能との関連．心臓リハ 19：57-60，2014
27) Pipinos II et al：The myopathy of peripheral arterial occlusive disease：part 2　oxidative stress, neuropathy, and shift in muscle fiber type. Vasc Endovascular Surg 42：101-112，2008
28) McDermott MM et al：Impairments of muscles and nerves associated with peripheral arterial disease and their relationship with lower extremity functioning：the InCHIANTI study. J Am Geriatr Soc 52：405-410，2004
29) King S et al：Dynamic muscle quality of the plantar flexors is impaired in claudicant patients with peripheral arterial disease and associated with poorer walking endurance. J Vasc Surg 62：689-697，2015
30) 野村卓生：糖尿病治療における理学療法　戦略と実践．文光堂，東京，2015
31) 河辺信秀ほか：2 型糖尿病患者における関節可動域制限が足底圧異常に与える影響．プラクティス 22：569-574，2005
32) 河辺信秀ほか：健常者における足関節背屈制限が歩行時足底圧へ与える影響　糖尿病足病変の危険因子に関する検討．糖尿病 51：879-886，2008
33) 糖尿病足病変に関する国際ワーキンググループ（編）：インターナショナル・コンセンサス　糖尿病足病変．医歯薬出版，東京，2000
34) 糖尿病性神経障害を考える会：糖尿病性多発神経障害の診断基準と病期分類．末梢神経 23：109-111，2012

35) 豊田隆謙（監）：診療に役立つ糖尿病神経障害の新知識，東京医学社，東京，2008
36) 浦澤一史：糖尿病足病変と末梢動脈疾患．糖尿病診療マスター 13：31-34，2015
37) 野村卓生ほか：末梢動脈疾患に対する保存的治療と理学療法．理学療法 31：990-997，2014
38) Bernstein EF et al：Current status of noninvasive tests in the diagnosis of peripheral arterial disease. Surg Clin North Am 62：473-487，1982
39) 奈良　勲ほか（編）：理学療法　検査・測定ガイド，第 2 版，文光堂，東京，2009
40) 新城孝道：糖尿病フットケアガイド　診断・治療・ケアの指針，医歯薬出版，東京，2004
41) 日本フットケア学会（編）：フットケア　基礎的知識から専門的技術まで，第 2 版，医学書院，東京，2012
42) 日本フットケア学会（編）：はじめようフットケア，第 3 版，日本看護協会出版会，東京，2013
43) 日本フットケア協会：ピクチャーブック　爪のケア・手足のケア技術，看護の科学社，東京，2009
44) Mueller MJ et al：Forefoot structural predictors of plantar pressures during walking in people with diabetes and peripheral neuropathy. J Biomech 36：1009-1017，2003
45) Kanade RV et al：Walking performance in people with diabetic neuropathy：benefits and threats. Diabetologia 49：1747-1754，2006
46) Allet L：Gait characteristics of diabetic patients：a systematic review. Diabetes Metab Res Rev 24：173-191，2008
47) International Diabetes Federation：IDF diabetes atlas, 7th ed．http://www.diabetesatlas.org/（2015 年 11 月 8 日閲覧）
48) 岡島康友（編）：わかりやすいリハビリテーション，中山書店，東京，2013
49) 豊永敏宏ほか：下肢切断のクリニカルパス．総合リハ 33：223-229，2005
50) 厚生労働省：平成 23 年（2011）患者調査の概況．http://www.mhlw.go.jp/toukei/saikin/hw/kanja/11/index.html（2015 年 11 月 8 日閲覧）
51) 日本脳卒中学会：脳梗塞・TIA．http://www.jsts.gr.jp/guideline/046_047.pdf（2015 年 11 月 8 日閲覧）
52) 上月正博：脳卒中とリハビリテーション．J Clin Rehabil 18：970-979，2009
53) Hata J et al：Ten year recurrence after first ever stroke in a Japanese community：the Hisayama study. J Neurol Neurosurg Psychiatry 76：368-372，2005
54) 日本透析医学会：わが国の慢性透析療法の現況．http://docs.jsdt.or.jp/overview/（2015 年 11 月 8 日閲覧）
55) 日本透析医学会：血液透析患者における心血管合併症の評価と治療に関するガイドライン．透析医誌 44：337-425，2011
56) 上月正博（編）：腎臓リハビリテーション，医歯薬出版，東京，2012
57) 厚生労働省：身体障害児・者等実態調査．http://www.mhlw.go.jp/toukei/list/108-1.html（2015 年 11 月 8 日閲覧）
58) 山﨑裕司ほか（編）：内部障害理学療法学テキスト，改訂第 2 版，南江堂，東京，2012

（野村　卓生）

II

歩行のメカニズム

1 足関節・足部の解剖学と運動学

1 足部の関節運動の種類

　運動学からみた足部の関節運動は，矢状面，水平面，前額面での運動に分けて定義されている．矢状面とは身体を左右に分ける平面であり，水平面は身体を上下に分ける平面であり，前額面は身体を前後に分ける平面である（図1）．足関節では，矢状面での運動を底屈・背屈，水平面での運動を内転・外転，前額面での運動を内がえし・外がえしという（表1）．また，これらの平面上の運動が複合して生じる複合運動がある．複合運動は，これらの運動を組み合わせた運動であり，通常の日常生活では，足部を動かすときは複合運動となる．

　足部の関節運動には参考可動域が定められており（表1），関節可動域に障害がある場合，障害の程度を理解するために参考になる．関節可動域が制限されると，歩行や日常生活動作において足部の局部にかかる負担が大きくなり，潰瘍，壊疽，感染症などの皮膚トラブルの原因になりやすい[3]．そのため，対象者の関節可動域を確認しておく必要がある．ただし，関節可動域の範囲は既往歴などで個人差があるので，左右差を比較するなどの必要がある．

2 機能による足部の3分割

　足部は，7個の足根骨と5個の中足骨，14個の趾骨から構成されており，複雑な構造をしている．足部は，機能的な観点から後足部，中足部，前足部の3つに分割することができる（図2）．後足部は，距骨と踵骨から構成され，底屈・背屈，内転・外転，内がえし・外がえしのそれぞれの運動方向に大きな可動性がある．また，歩行において最初に地面に着き，体重を支える起点となるのも後足部であり，安定した体重支持のために重要な役割を果たす．中足部は，舟状骨と立方骨，3つの楔状骨から構成される．中足部の可動性は小さく，1つの剛体として後足部と前足部を連結させる役割を果たす．前足部は，中足骨と趾骨から構成され，足部の中では最も大きな可動性がある部分である．また，最も広い支持基底面を有するため，

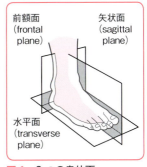

図1 3つの身体面
(文献1)より引用)

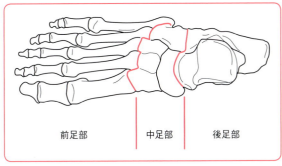

図2 機能による足部3分割

(文献1)より引用)

表1 足部の関節運動

部位名	運動方向	参考可動域	基本軸	移動軸	測定肢位および注意点	参考図
足 ankle	屈曲(底屈) flexion (plantar flexion)	45°	腓骨への垂直線	第5中足骨	膝関節を屈曲位で行う.	伸展(背屈) 0° / 屈曲(底屈)
	伸展(背屈) extension (dorsiflexion)	20°				
足部 foot	内がえし(内反) inversion	30°	下腿軸への垂直線	足底面	膝関節を屈曲位で行う.	外がえし(外反) / 内がえし(内反) 0°
	外がえし(外反) eversion	20°				
	内転 adduction	20°	第1・第2中足骨の間の中央線	同左	足底で足の外縁または内縁で行うこともある.	外転 / 内転 0°
	外転 abduction	10°				

(文献2)より引用)

立位の安定性に重要な役割を果たす.歩行においては,前足部で体重を支持しているときの加速度が最も大きくなるため,前足部の体重支持力が低下すると歩行の推進力が大きく低下する.

3 足の筋肉

　足の筋肉は下腿に起始があるものと，足部に起始と停止があるものの2種類に分類される．前者を下腿筋，後者を足筋（足の内在筋）という．

　下腿筋は付着部位により前面，側面，後面の3群に分類することができる．前面の筋肉は前脛骨筋や長母趾伸筋などであり，足部や足趾を伸展（背屈）する筋肉である．側面の筋肉は長腓骨筋と短腓骨筋であり，足部を外がえしする筋肉である．後面の筋肉は腓腹筋やヒラメ筋，後脛骨筋，長趾屈筋など多くの筋肉がある．

　足筋は足趾の底屈・背屈や内転・外転の作用を有するが，手の筋肉のような精巧な運動を行うことはできない．足筋の主な機能は，後述する足底アーチの形成やウィンドラス機効果の役割が重要である．

　下肢筋と足筋のうち，足部の重要な機能である足底アーチを構成する筋肉の起始と停止，支配神経，作用を表2に示す．また，表に掲載された筋の走行を図3に示す．

4 足関節の安定化に寄与する靱帯

　足部は，身体の動きや地面の形状の変化に適応して足底を地面に接地させるために，可動性と安定性という2つの機能を兼ね備える必要がある．この機能を実現するために，多くの骨が靱帯によって連結される構造になっている（図4）．

　足部のなかでも脛骨と距骨の間の距腿関節，距骨と踵骨の間の距踵関節，そしてショパール関節（踵骨と立方骨の間の踵立方関節，距骨と舟状骨の間の距舟関節）は可動範囲が広く，同時に安定性が求められる点において重要である．これらの関節の安定性を高める働きをする靱帯や腱として，足部の外側には前距腓靱帯，後距腓靱帯，踵腓靱帯，長腓骨筋腱，短腓骨筋腱がある．足部の内側には，三角靱帯，後脛骨筋腱，長母趾屈筋腱，後脛骨筋腱がある．

5 足底アーチによる体重支持

　足部には，内側縦アーチ，外側縦アーチ，横アーチの3つのアーチが存在する（図5-A）．これらのアーチは，骨だけでなく，筋，腱，靱帯から構成され，足部が着地したときの衝撃吸収の機能や体重を支持するときの足部の剛性を高める機能を担っている．内側縦アーチは，前部より第1中足骨，内側楔状骨，舟状骨，距骨，踵

表2 足底アーチを構成する下腿筋と足筋

	筋名	起始	停止	神経	作用*
下腿筋	前脛骨筋 tibialis anterior m	脛骨外側顆・外側面,下腿骨間膜	内側楔状骨,第1中足骨底	深腓骨神経 L4〜S1	足の背屈・内がえし
	長腓骨筋 peroneus longus m	脛骨外側顆,腓骨頭,腓骨外側面	内側楔状骨,第1中足骨底	浅腓骨神経 L5〜S1	足の底屈・外がえし
	短腓骨筋 peroneus brevis m	腓骨外側面	第5中足骨粗面	浅腓骨神経 L5〜S1	足の底屈・外がえし
	後脛骨筋 tibialis posterior m	脛骨,腓骨,下腿骨間膜	第2〜4中足骨底,舟状骨,3楔状骨,立方骨	脛骨神経 L5〜S1,(S2)	足の底屈・内がえし
	長趾屈筋 flexor digitorum longus m	脛骨後面	第2〜5趾末節骨底	脛骨神経 L5〜S2	第2〜5足趾の底屈 足の底屈・内がえし
	[足の]長母趾屈筋 flexor hallucis longus m	腓骨後面	母趾末節骨底	脛骨神経 L5〜S2	母趾の底屈 足の底屈・内がえし
足筋	母趾外転筋 abductor hallucis m	踵骨隆起内側突起,足底腱膜	母趾基節骨底内側	内側足底神経 外側足底神経 L5〜S1	母趾の外転・底屈
	[足の]母趾内転筋 adductor hallucis m	斜頭:第2〜4中足骨,外側楔状骨,立方骨 横頭:第2〜5中足趾節関節の関節包	母趾基節骨底外側面	外側足底神経 S1〜2	母趾の底屈・内転
	[足の]小趾外転筋 abductor digiti minimi m	踵骨,足底腱膜	小趾基節骨底外側面	外側足底神経 S1〜2	小趾の底屈・外転

*筋肉の作用は解剖学の定義では,足および足趾の背屈は伸展,底屈は屈曲を意味する.また,足趾の内転は第2指に近づく運動,外転は第2趾が遠ざかる運動を意味する.
足底が外方を向く動き(足部の回内,外転,背屈)が外がえし,足底が内方を向く動き(足部の回外,内転,底屈)が内がえしである.ただし,回内・回外は一般に前腕の動きに用いられる用語である.
足部の外反・内反という用語は,足部の変形を意味しており,外がえしの状態になったものを外反変形,内がえしの状態になったものを内反変形という. (文献4)より引用,一部改変)

骨の5つの骨から構成される.外側縦アーチは,前部より第5中足骨,立方骨,踵骨より構成される.横アーチは前足部から後足部にかけて存在する(図5-B).3つのアーチのなかでも内側縦アーチは特にアーチが高く,前部では母趾内転筋,中部では長腓骨筋,後部では後脛骨筋によりアーチが保持される.それぞれのアーチを構成する骨,靱帯,筋肉の詳細を表3にまとめた.

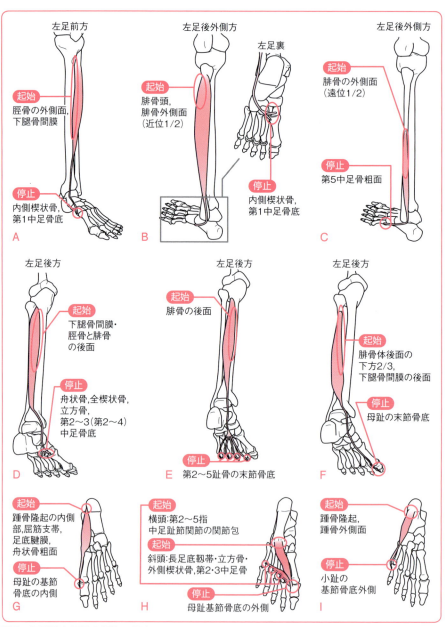

図3 下腿筋と足筋の起始・停止 （文献5）より引用，一部改変）
A：前脛骨筋，B：長腓骨筋，C：短腓骨筋，D：後脛骨筋，E：長趾屈筋，F：長母趾屈筋，
G：母趾外転筋，H：母趾内転筋，I：小趾外転筋

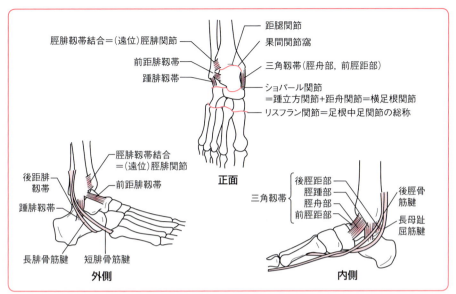

図4 距腿関節周囲の靱帯と腱 （文献6）より引用）

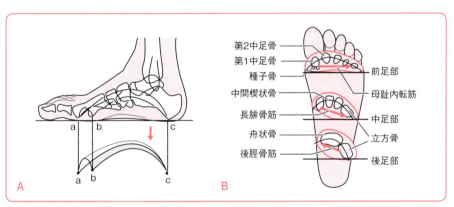

図5 足部のアーチ構造 （文献7）より引用）
A：縦アーチと横アーチ（a：第1中足骨，b：第5中足骨，c：踵骨，ab：横アーチ，ac：外側縦アーチ，bc：内側縦アーチ）
B：横アーチ

表3 足底アーチを構成する骨，靱帯，筋肉

	内側縦アーチ	外側縦アーチ	横アーチ
骨	踵骨-距骨-舟状骨-内側楔状骨-第1中足骨	踵骨-立方骨-第5中足骨	前足部：第1中足骨頭から第5中足骨頭 中足部：内側楔状骨-中間楔状骨-外側楔状骨-立方骨
靱帯	底側踵舟靱帯，距踵靱帯，楔舟靱帯，足根中足靱帯など	長足底靱帯，踵立方靱帯，足根中足靱帯	前足部：深横中足靱帯 中足部：楔間靱帯，楔立方靱帯
筋肉	後脛骨筋(舟状骨を引く)，前脛骨筋(第1中足骨底を引く)，長母趾屈筋および長趾屈筋(第1～5趾を引くと同時に距骨と踵骨を安定させる)，母趾外転筋(第1中足骨と距骨を引く)	長腓骨筋と短腓骨筋(前者は踵骨を持ち上げ，後者は同時に第5中足骨頭を引く)，小趾外転筋	前足部：母趾内転筋横頭 中足部：長腓骨筋

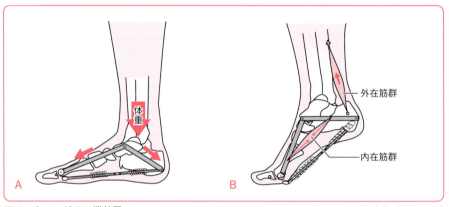

図6 ウィンドラス機効果　　　　　　　　　　　　　　　　　　　　　　（文献8）より引用）
A：正常なアーチ，B：正常足

6 ウィンドラス機効果による縦アーチの安定化

　歩行において前足部で地面を蹴り出す際，外在筋である下腿三頭筋が踵骨を持ち上げ，足趾（特に母趾）が伸展される．足趾の伸展に伴い，足底の内在筋や足底腱膜の張力が高まり，この張力により縦アーチが持ち上げられる．縦アーチが持ち上げられると，ちょうど弓を張ったような状態となる．その結果，足部の剛性が増し，歩行において効率良い前方推進力が得られることになる（図6）．ウィンドラス機効

果(windlass effect)とは，縦アーチの持ち上げをウィンドラス機(巻き取り機)に見立てた表現である．

　足底の内在筋の筋力低下や足底腱膜の張力が低下して生じる扁平足では，このウィンドラス機効果が十分得られず，歩行における足部の剛性が低下しているとされる．

7 足の皮膚の構造

　皮膚を断面で観察すると表層から表皮，真皮，皮下組織の3層構造になっている(図7)．表皮は比較的薄くて丈夫な層で，皮膚の最も外側にある．表皮の95％は角化細胞から構成されており，外界から人体を防御する機能を有している．表皮は，基本的に水を通さず，傷がない正常な状態では，細菌やウイルスなどの異物が体内に侵入するのを防いでいる．

　真皮はコラーゲン線維や弾性線維などの支持組織を多く含み，柔軟で強い構造となっている．また，汗腺，脂腺，毛包，血管，神経終末などの付属器が存在する．表皮と真皮の境界は表皮突起と真皮乳頭により立体的に重なり合った構造になっている．

　皮下組織は脂肪組織が主体であり，中性脂肪の貯留機能や機械的ストレスからの防御を担っている．

8 足の爪の構造

　爪は，手指，足趾の先端にあって，皮膚を保護する役割がある(図8)．普通，爪と呼んでいる硬い部分は爪甲という．爪甲を取り巻く皮膚の部分を爪郭という．爪は爪母からつくられ，前方に押し出されていき，爪が伸びる．爪は1日に0.1〜0.15mm伸びるが，加齢とともに伸びるスピードは遅くなる．また，1趾から5趾に向かうにつれ，伸びるスピードは遅くなる．爪の根元にある乳白色にみえる部分を爪半月といい，爪母に相当する．爪が手指，足趾に固定されているのは，側爪郭の角層と爪甲がつながっているためであり，このつながりが弱くなると，爪は剝がれやすくなる．足趾と爪の固定性が低下すると，歩行などの動作において前足部で体重を支えにくくなる．

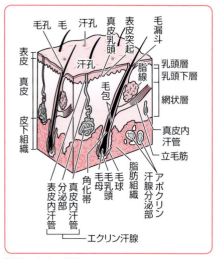

図7 皮膚の構造　　　　　（文献9）より引用）

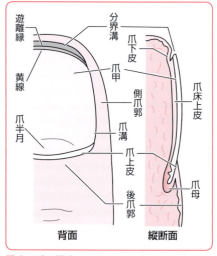

図8 爪の構造　　　　　　（文献9）より引用）

2 正常歩行とは

1 正常歩行の歩行周期

　歩行は，一方の脚が身体を支え，もう一方の脚が前進する動作の連続である．この連続する動作を理解するために，歩行をいくつかの時期に分けた歩行周期が定義されている．歩行周期は，脚（足）の状態によって，立脚期と遊脚期に大別される．立脚期は，足が地面に着いて身体を支えている時期であり，遊脚期は，足が地面から離れて前進する時期である．歩行は，両方の足が地面に着いている両脚支持期が存在する（図9）．歩行スピードが速くなるにしたがい，両脚支持期の時間は減少し，走行では両脚支持期はなくなる．

　立脚期は，足が地面に着くわずかな瞬間の初期接地と足に急激に体重がかかる荷重応答期，身体を安定して支えながら前方推進させる立脚中期，身体を前方推進させる立脚後期，足を振り出す準備をする前遊脚期の4つの時期に分けることがで

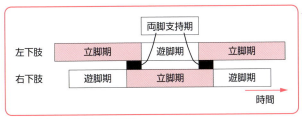

図9 歩行の立脚期と遊脚期

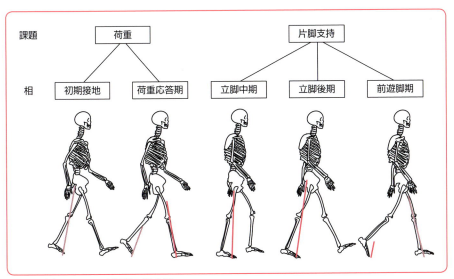

図10 歩行における立脚期の相分類

きる(図10).遊脚期は,足を振り出し始める遊脚初期,振り出し途中の遊脚中期,完全に足を振り出し立脚期の準備をする遊脚後期の3つの時期に分けることができる(図11).

2 歩行におけるロッカー機構

　歩行において,地面に接している身体は足部だけである.したがって,足部は身体が前方推進する力を地面に伝えるという極めて重要な機構を担っている.この機構は3つあり,それぞれヒールロッカー,アンクルロッカー,フォアフットロッ

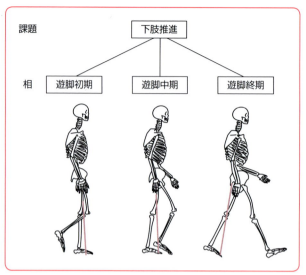

図11 歩行における遊脚期の相分類

カーという（図12）.

① ヒールロッカー

　ヒールロッカーは，初期接地から荷重応答期にかけて生じる（図12-A）．ヒールロッカーにおいて，足関節が背屈を保つことで，踵を中心とした回転運動が生じ，その回転運動は下腿，大腿，そして上半身へと伝わる．ヒールロッカーにより，初期接地の時点で，接地した足部より後ろに残っている身体を，足部の鉛直上まで前方移動させることができる．ヒールロッカーは，3つのロッカー機構のうち最も重要な役割を果たすとされている．

② アンクルロッカー

　アンクルロッカーは，立脚中期に生じる（図12-B）．アンクルロッカーにおいて，脛骨が前方へスムーズに倒れることで（足関節が背屈することで），足関節を中心とした回転運動が生じる．ヒールロッカーと同様に回転運動は身体の前方移動を促す．アンクルロッカーにより，身体は後足部から前足部へと移動する．この際，足底にかかる圧力中心（足圧中心）は，踵から中足骨頭へと移動する．

③ フォアフットロッカー

　フォアフットロッカーは，立脚後期に生じる（図12-C）．フォアフットロッカーにおいて，中足骨頭を中心とした回転運動が生じ，踵が地面から離れる．フォアフッ

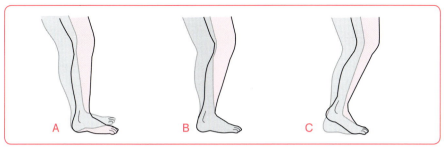

図12 歩行におけるロッカー機構　　　　　　　　　　　　　　　　（文献10）より引用）
A：ヒールロッカー，**B**：アンクルロッカー，**C**：フォアフットロッカー

トロッカーにより，身体が前足部より前方へと移動すると，身体の前方への加速度が増し，歩行周期のなかで最も強い推進力が生じる．

3 歩行における下肢の筋活動

　歩行周期別に主に活動する筋を図13に示す．初期接地（図13-A）では，前脛骨筋によりヒールロッカーの準備をする．また，大腿四頭筋とハムストリングスにより膝関節を安定させる．荷重応答期（図13-B）では，前脛骨筋によりヒールロッカーの働きを促す．また，大腿四頭筋により膝関節を支え，股関節伸展筋群により上半身が前方に倒れすぎないよう支える．立脚中期（図13-C）では，下腿三頭筋によりアンクルロッカーの動きを制御する（急激な下腿の前方回転を防ぐ）．また，大腿四頭筋により膝関節を支える．立脚後期（図13-D）では，下腿三頭筋によりフォアフットロッカーの動きを制御する（立脚中期と同様に急激な下腿の前方回転を防ぐ）．前遊脚期（図13-E）では，下腿三頭筋により前足部が地面から離れるタイミングを遅らせる．また，大腿四頭筋と長内転筋により下肢を振り出す準備をする．
　遊脚初期（図13-F）では，前脛骨筋により足部が垂れるのを防ぐ．また，腸腰筋により下肢を降り出し，ハムストリングスにより下肢の降り出しスピードを制御する（振り出しの勢いを抑える）．遊脚中期（図13-G）では，前脛骨筋により足部が垂れるのを防ぐ．遊脚後期（図13-H）では，引き続き前脛骨筋が活動する．また，大腿四頭筋とハムストリングスにより立脚の準備を行う．

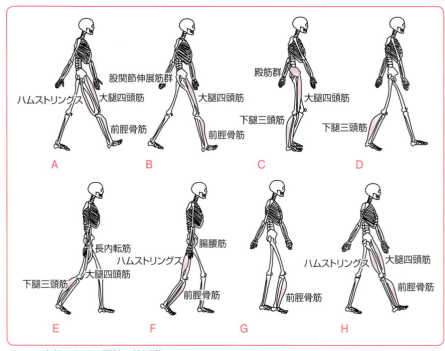

図13 歩行における下肢の筋活動 （文献10）より引用）
A：初期接地，**B**：荷重応答期，**C**：立脚中期，**D**：立脚後期，**E**：前遊脚期，**F**：遊脚初期，
G：遊脚中期，**H**：遊脚後期

3 歩行時の足部への負担

1 床反力からみた歩行時の足部への負担

　歩行時の足部への負担を計測する機器の1つに床反力計がある．床反力計は，床面にかかる力の大きさをリアルタイムに計測できる特殊な体重計であり，上下（鉛直）方向だけでなく，前後方向，左右方向への力の大きさを計測することができる．歩行時の床反力は図14のようになっている．鉛直方向の床反力（Fz）には2つ

の山があり，それぞれ歩行周期の荷重応答期と立脚後期にあたる．荷重応答期ではヒールロッカーによる前方推進，立脚後期ではフォアフットロッカーによる前方推進が行われる時期に相当しており，いずれも前方推進に重要な時期である．また，前後方向の床反力（Fy）でも，荷重応答期と立脚後期に床反力が大きくなっている．この前後方向の力は足底の軟部組織に対し，せん断力（ズレ）の力として作用する．このせん断力は，歩行スピードが速く，歩幅が広いほど大きくなる（詳細は第Ⅲ章を参照）．

　静止立位と比べて歩行における鉛直方向の床反力は，快適スピードで約5〜10％増す．これは，歩行が上下運動を伴うからである．歩行スピードが増大するにつれ，床反力の最大値も増大し，走行時の床反力は，静止立位と比べて250％も増大するとされている．また，疼痛や関節の不安定性により，患側の下肢への荷重が不十分な場合，患側の床反力鉛直成分は減少し，健側の床反力鉛直成分は増大する傾向にある．悪いほうの足をかばって歩いていると，良いほうの足が痛くなるのは，このためである．

2 歩行時の足部への負担と荷重量

　歩行周期における足底への荷重部位は，荷重応答期で踵，立脚中期で踵と中足骨頭部，立脚後期で中足骨頭部と足趾全体，前遊脚期で母趾へと移動する（図15）．このなかでも荷重応答期と立脚後期では床反力が大きくなる時期であり（図14），足底への負担も大きくなる．つまり，歩行においては踵や中足骨頭部，足趾への負担が大きいといえる．

　図16は歩行時の足底にかかる標準的な荷重量を示す．これをみると，前述のとおり踵と中足骨頭部，そして足趾のなかでも母趾への負担が大きいことがわかる．ただし，図16はあくまでも標準的な荷重量の分布であり，足部の変形や異常歩行により荷重量の分布は変化する．そのため，臨床的には発赤など皮膚の状態を観察して，荷重量の分布を推察する必要がある．

3 立位や歩行の姿勢と足部への負担

　立位や歩行において，足部の局所へ過度な負担が集中する要因として，アライメント（身体各部位の位置関係）のズレがある．このアライメントのズレは，足部の問題と，足部より上部の問題に大別される．アライメントのズレが生じる原因とし

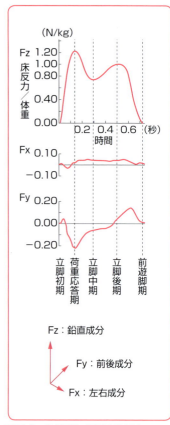

図14 歩行時における床反力
（文献10）より引用）

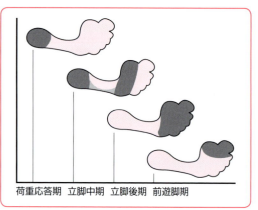

図15 歩行周期と足底の接地部位　（文献11）より引用）

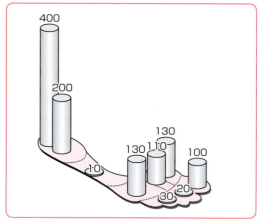

図16 歩行時に足部にかかる圧力　（文献11）より引用）
単位：kPa．100 kPa＝1.01972 kg/cm²

ては，関節拘縮や適切な筋活動が得られないことなどがある．

　足部のアライメントのズレについては，距腿関節や距骨下関節の過度な回内や回外が臨床的に重要である（図17）．距腿関節や距骨下関節の過度な回外により足部全体は内がえしとなり，前足部の外縁（小趾側）に負担が集中しやすくなる．逆に，距腿関節や距骨下関節の過度な回内により足部全体は外がえしとなり，前足部の内縁（母趾側）に負担が集中しやすくなる．このような足部のアライメントのズレの

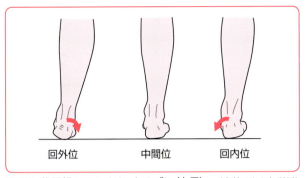

図17 後足部のアライメントのズレ（右足） （文献12）より引用）

影響は立位だけでなく，歩行や立ち上がりなどさまざまな動作において影響を及ぼす．

　足部より上部のアライメントのズレについては，O脚で膝が外側に変位している場合，下腿は外旋し，足部全体は内がえしになりやすい．この場合，足底の外縁に荷重がかかりやすくなる．逆に，X脚で膝が内側に変位している場合，下腿は内旋し，足部全体は外がえしになりやすい．この場合，足底の内縁に荷重がかかりやすくなる．

アドバイス：動作分析による足部への負担の推測

✓　本稿では，主に正常歩行における足部への負担を解説した．正常歩行を理解することが，異常歩行における足部の一部分への負担の増加についての理解につながる．正常歩行の分析には，身体全体の動きをよく観察するとともに，場合によっては裸足になってもらい，歩行時の足部の状態を観察することも必要である．なお，裸足での観察は，足病変リスクがある場合，潰瘍形成のリスクにつながる可能性がある．必要に応じて，クッション性の良い素材の上を歩行させるなどの配慮を要する．

　座位や立位で変形が認められなくても，歩行時に下垂足が生じていたり，後足部が回旋していたり，足趾が屈曲していたりすることがある．さらに，足部の皮膚の状態をよく観察することが肝要である．皮膚の局所が肥厚している場合は，皮膚と靴との圧迫や摩擦が長期間継続していることが推測でき，皮膚の局所が発赤している場合は，短期間のうちに圧迫や摩擦が生じた可能性が疑われる．

文献

1) 入谷　誠：足の機能解剖．入谷式足底版—基礎編—，運動と医学の出版社，神奈川，16-

17, 2011
2) 日本リハビリテーション医学会：関節可動域表示ならびに測定法（平成7年4月改定）．リハ医 32：207-217, 1995
3) Van Shie CHM et al：Muscle weakness and foot deformities in diabetes. Diabetes Care 27：1668-1673, 2004
4) 中村隆一ほか：下肢帯と下肢の運動．基礎運動学，医歯薬出版，東京，250-261, 2013
5) 石井直方（監）：カラー図解　筋肉のしくみ．西東社，東京，105-119, 2009
6) 入谷　誠：足部・足関節の運動障害．階段昇降．病態運動学，星　文彦ほか（編），医学書院，東京，267-274, 2014
7) 福井　勉：下肢の運動．運動学，伊東　元ほか（編），医学書院，東京，121-154, 2012
8) 日高正巳ほか：リンク機構からみた膝関節・足関節の構造と機能．膝・足関節障害，嶋田智明ほか（編），文光堂，東京，2-14, 2010
9) 山口貴嗣：足の解剖生理学．はじめようフットケア，第2版，日本フットケア学会（編），日本看護協会出版会，東京，30-35, 2009
10) 甲田宗嗣：歩行と歩行関連動作．階段昇降．病態運動学，星　文彦ほか（編），医学書院，東京，170-179, 2014
11) Perry J：Gait Analysis, SLACK, NJ, 80-84, 1992
12) 入谷　誠：歩行の概要．入谷式足底版—基礎編—，運動と医学の出版社，神奈川，78, 2011

（甲田　宗嗣）

III

身体機能・歩行動作からみた糖尿病足病変

1 足病変の発症（初発）と再発

　糖尿病足病変では，糖尿病神経障害（diabetic neuropathy：DN）と末梢動脈疾患（peripheral arterial disease：PAD）を主要な危険因子とし，さまざまな外的因子により潰瘍形成に至る[1]．熱傷，外傷，爪周囲炎などに加えて，足底負荷量の増加や胼胝形成も主要な外的因子である．足底負荷量の増加はバイオメカニカルな問題であり，多くの身体機能・歩行動作の障害が影響を及ぼす．

1 足底負荷量の増加と胼胝形成

① 足底負荷量とは？

　歩行において足部が床から受ける力は床反力と呼ばれる．床反力は，"足が地面を踏みつける＝荷重を加える"ことにより，逆に"床から押し返される力"である．床反力は，3つのベクトル[注1]に分解される（図1）．歩行の際，足部は斜めに地面を押すことが多く，その反力も斜めに押し返す力となる．斜めの力は3次元でとらえることとなるため，X，Y，Zの3軸に分解して表現することが可能である．Zが垂直方向の力，Xが前後方向の水平の力，Yが内外側方向の水平の力を指す[2]．フットウェアにより軽減を目指す歩行時の足底負荷量は，この床反力を指している．通常の歩行時，床反力は足底全体の力として計測を行うため，多くの床反力解析は足部全体への負荷量として算出されている．糖尿病足病変は，靴装着時の足底負荷量の増加で問題が発生し，かつ中足骨頭部や足趾など足部の一部への負荷が問題となる[3]．このため，通常の床反力測定では正確にリスクを評価することができない．糖尿病足病変患者の足底負荷量の計測では，足底の細かな部位ごとに足底負荷量を計測可能なセンサーが用いられている．この点が，通常の床反力測定と異なる点である．

　運動力学的に力（force）は，物体を動かす運動量の変化率と定義され，ある物体が変化したときに加わる作用を指す．また，作用する面積に関係なく合算されたものである．したがって，床反力における足部が受ける力は，足底の面積に関係なく

注1）ベクトルとは大きさと向きを持つ量を指している．代表的なものに力（force）がある．一方，大きさのみの量を示すものとして質量がある．

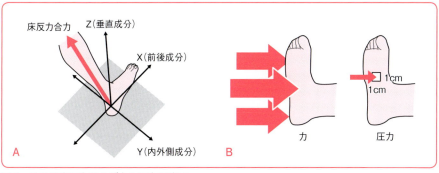

図1 3つの床反力および力と圧力の違い
A：床反力は，足部が床から受ける力を指す．斜めに床から力を受けるため，ベクトル分解すると3軸に力は分解される．
B：力と圧力の違いは，面積に関係なくすべての作用を指すのが力 (force) であり (kgf, Nなど)，単位面積あたりの力を表したものが圧力 (pressure) である (kgf/cm^2, N/cm^2, kPaなど).

足底全体で受けた作用のすべての合算となる（図1）．単位はkgf，Nなどで表現される．一方で，日本糖尿病学会編の「科学的根拠に基づいたガイドライン2003」では足底負荷量の表現として，足底圧という言葉が多用されている[1]．足底圧は床反力の垂直成分であり，運動力学的には圧力 (pressure) を指す．圧力は，単位面積あたりの力を指しており，単位はkgf/cm^2, N/cm^2, kPaなどで表現される（図1）[注2]．したがって，局所的な負荷量の変化を表すのに適しているといえるが，力と圧力のどちらが足底負荷量のリスクを評価するのに適切であるかは結論が出ていない．

　足底負荷量の測定では，これまで垂直方向の力や圧力を測定することが中心であった．しかし，近年，せん断力もしくはせん断圧力の測定も行われるようになってきている．これらは，床反力では水平方向の力を指している．水平方向の力は，前後と内外側の2つが存在するが，さらに前方向への力，後ろ方向への力，内側方向への力，外側方向への力に分けられる．

② 足底負荷量の増加

　糖尿病患者における足底負荷量の増加に関しては，種々の報告がなされている（表1）．最も初期の報告は，Boultonらの報告である．$11\,kgf/cm^2$ 以上の最大足底圧上昇が認められた症例が，足部潰瘍の既往があるDN合併患者では100％，既往の

注2) kgf, Nは力を表し，換算式は $1\,kgf = 9.80665\,N$ となる．kgf/cm^2, N/cm^2, kPaは圧力を表し，換算式は $1\,kgf/cm^2 = 9.80665\,N/cm^2 = 98.0665\,kPa$ となる．

表1 糖尿病患者の足底負荷量の増加（垂直成分）

著者	対象	方法	結果
Boultonら[4]	DN合併患者13例（足部潰瘍既往あり） DN合併患者28例（足部潰瘍既往なし） 糖尿病患者41例（DNなし） 健常者41例	11 kgf/cm²の最大足底圧が存在した症例の割合	DN合併患者（足部潰瘍既往あり）100% DN合併患者（足部潰瘍既往なし）31% 糖尿病患者（DNなし）17% 健常者 7%
Bennettら[5]	足部潰瘍既往群27例 糖尿病患者50例（リスクなし）	最大足底圧（母趾、中足骨頭部、踵の値で最も高い値）の比較	最大足底圧（$p<0.05$） 　足部潰瘍既往群 8.7 kgf/cm² 　糖尿病群 6.0 kgf/cm²
Boultonら[6]	糖尿病患者44例（DNなし）	10 kgf/cm²以上の前足部足底圧の存在の有無で振動覚閾値、神経伝導速度を比較	振動覚閾値（$p<0.05$） 　10 kgf/cm²以上の症例 17.8 volt 　10 kgf/cm²以下の症例 11.6 volt 腓腹神経伝導速度（$p<0.05$） 　10 kgf/cm²以上の症例 37.6 m/秒 　10 kgf/cm²以下の症例 44.5 m/秒
McPoilら[7]	DN合併患者21例 糖尿病患者24例（DNなし） 健常者20例	足底各部位の足底圧を比較	前足部内側最大足底圧 　DN合併患者 399 kPa（$p<0.05$）* 　糖尿病患者 370 kPa（$p<0.05$）* 　健常者 274 kPa 前足部中央最大足底圧 　DN合併患者 616 kPa（$p<0.05$）*, ** 　糖尿病患者 518 kPa 　健常者 533 kPa

DN：糖尿病神経障害
*：vs 健常者，**：vs 糖尿病患者

ないDN合併患者では31%，DNの存在しない患者では17%に認められた[4]．Bennettらも，同様に足部潰瘍の既往がある症例では最大足底圧上昇が認められたと報告した[5]．最大足底圧は足底全体のなかで最も強い圧力値を指しており，床反力としては垂直成分である．これらの報告では圧上昇した足底の部位に関しては検証されていない．Boultonらは，1987年の報告で前足部足底圧が上昇している糖尿病患者では，振動覚閾値が上昇し，神経伝導速度が低下していることを報告した[6]．McPoilらは，足底各部位の圧を計測し，内側および中央の前足部足底圧がDN合併患者において健常者より上昇していることを示した[7]．これらの報告から，DN合併患者の足底負荷量の増加は前足部（中足骨頭部）において認められることが示され，ガイドラインにおいても糖尿病足病変患者の足底圧異常の特徴とされている[3]．一方で，糖尿病足病変は，前足部以外のさまざまな部位でも発生する．当然，

表2 糖尿病患者の足底負荷量の増加（水平成分）

著者	対象	方法	結果
Yavuzら[8]	DN合併患者15例 健常者20例	歩行時のせん断圧力を比較	DN合併患者は健常者と比較して前後せん断圧力が31％，内外側せん断圧力が26％，積算前後せん断圧力が132％増加していた．
Muellerら[9]	DN合併患者12例 健常者12例	歩行時のせん断圧力を比較	DN合併患者は健常者と比較して前足部のせん断圧力が34％増加していた．
佐々木ら[10]	糖尿病患者（胼胝あり）7例 糖尿病患者（胼胝なし）7例 健常者7例	歩行時のせん断力を比較	内外側せん断力 　糖尿病患者（胼胝あり）　72.9N[*,**] 　糖尿病患者（胼胝なし）　57.3N 　健常者　　　　　　　　　39.9N 前後せん断力 　糖尿病患者（胼胝あり）　209.8N 　糖尿病患者（胼胝なし）　203.0N 　健常者　　　　　　　　　153.4N

DN：糖尿病神経障害
*：vs 健常者，$p<0.05$，**：vs 糖尿病患者（胼胝なし），$p<0.05$

これらの部位でも潰瘍形成を引き起こす場合は足底負荷量が増加していると考えられる．足底各部位の足底負荷量が増加する要因については後述する．

近年，糖尿病患者の足底負荷量は垂直成分のみでなく，水平方向の力（せん断力）の異常も指摘されている（表2）．Yavuzらは，DN合併患者と健常者の足底負荷量を比較し，DN合併患者では前後方向，内外側方向のせん断圧力[注3]および積算値が上昇していることを報告した[8]．Muellerらは，足底を前足部と後足部に2分した際の最大せん断圧力を測定した．その結果，前足部，後足部ともにDN合併患者では健常者よりせん断圧力が増加していた[9]．また，佐々木らは，胼胝が存在する糖尿病患者において，床反力計を用い，垂直方向の力とせん断力を測定した．その結果，糖尿病患者，健常者と比較して胼胝が存在する糖尿病患者では，垂直方向の力と内外側方向のせん断力が増加していた．糖尿病患者も内外側方向のせん断力が健常者と比較して増加していた[10]．このように糖尿病患者，特にDN合併患者ではせん断力が増加することが示されている．

③ 胼胝・鶏眼形成

足底負荷量の増加は，足底の皮膚に持続的なメカニカルストレスを加えることを意味する．皮膚は，表面から角質層，淡明層，顆粒層，有棘層，基底層，真皮，皮

注3）せん断圧力は床反力の水平成分の圧力を指す．

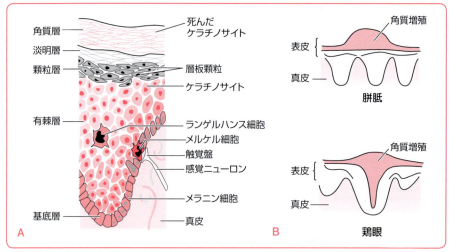

図2 皮膚の解剖および胼胝，鶏眼の違い
A：皮膚は，表面から角質層，淡明層，顆粒層，有棘層，基底層，真皮，皮下組織で構成されている．
B：胼胝は角質が平坦に肥厚したものであり，鶏眼は角質が真皮にくさび状に食い込んで増殖したものである．

下組織で構成されている（図2）[11]．足底負荷量の増加は，足底皮膚の角質層を肥厚させ胼胝や鶏眼を形成する．角質が平坦に肥厚したものが胼胝であり，角質がくさび状に真皮に食い込んでいくものが鶏眼である（図2）．胼胝や鶏眼は，足底負荷量の増加により発生するものであるが，一度，胼胝が形成されると胼胝の存在が足底負荷量を増加させてしまう．金森らは，胼胝をデブリドマンにより除去することで足底圧が53％低下したと報告した[12]．胼胝，鶏眼が形成された場合には，適切なフットケアが必要である．

④ 潰瘍形成

足底負荷量が増加し胼胝が形成された場合，知覚に異常がなければ痛みを感じるため損傷の発生には至らない．DNにより知覚が鈍麻あるいは消失していると，胼胝・鶏眼形成から潰瘍形成へと進行する．基本的には，胼胝・鶏眼が地面と足の間に挟まる異物となり，皮下の軟部組織へメカニカルストレスを加えるため，損傷が発生すると考えられている[3]．

⑤ 足底負荷量の増加と胼胝形成の潰瘍形成リスク

足底負荷量の増加は潰瘍形成の独立した危険因子であると報告されている（表3）．

表3 糖尿病患者の足底負荷量（潰瘍形成の危険因子）

著者	対象	方法	結果
Phamら[13]	糖尿病患者248例	平均30ヵ月間の前向き調査で潰瘍形成の発生頻度を追跡	5.07モノフィラメント無感覚，振動覚閾値，高足底圧（6kgf/cm²），神経障害スコアが独立した危険因子
Frykbergら[14]	糖尿病患者251例	潰瘍形成リスクに影響を及ぼす因子を横断的に調査	5.07モノフィラメント無感覚，振動覚閾値，高足底圧（6kgf/cm²）が独立した危険因子
Murrayら[15]	糖尿病患者63例 DN，足底圧上昇（10kgf/cm²以上）あり	潰瘍形成を平均15.4ヵ月追跡	6例で7つの潰瘍形成がみられた．相対危険率 潰瘍既往部　56.8 胼胝形成部　11.0 高足底圧　　4.7
Laveryら[16]	糖尿病患者1,666例	平均24ヵ月の前向き調査で潰瘍形成を追跡 高足底圧の潰瘍形成に及ぼすリスクに関して調査	最大足底圧（開始時） 潰瘍形成群　95.5N/cm² 対照群　　　85.1N/cm² 感度63.5%，特異度46.3%，カットオフ値87.5N/cm²

DN：糖尿病神経障害

　Phamらは，糖尿病患者248例を対象とし，平均30ヵ月のコホート研究を実施した[13]．その結果，6kgf/cm²以上の足底圧上昇が独立した危険因子であった．Frykbergらの報告でも，同様の結果であった[14]．Murrayらは，DN合併患者を対象とし検証を行った結果，10kgf/cm²以上の足底圧上昇と胼胝形成により潰瘍形成リスクが上昇することを示した[15]．Laveryらは，コホート研究により潰瘍形成を予測する足底負荷量のカットオフ値を算出している．87.5N/cm²以上の足底圧上昇が認められる場合，感度63.5%，特異度46.3%であったと報告した[16]．このように，糖尿病患者に足底圧上昇が認められる場合，潰瘍形成リスクが高いため何らかの対処が必要である．

　上記の潰瘍形成リスクに関する検討では，垂直成分である足底圧が用いられている．前述したように糖尿病患者では，せん断力も上昇していることが報告されている[8~10]．しかし，せん断力の潰瘍形成リスクに関する報告は存在せず，現状ではせん断力の上昇がどのような影響を及ぼすかは不明瞭である．歩行時のせん断力は，立脚初期においては荷重を受け止めるため後方への力が加わり，立脚後期では地面を蹴る力により前方への力を受ける．内外側方向のせん断力は常に内側への力が加わる．皮膚に対してねじれの力となるせん断力は，褥瘡などの発生機序から鑑みれば，皮膚損傷の要因になりえると考えられる．今後，せん断力も因子に加えたコホート研究が必要であろう．

2 足底負荷量に影響を及ぼす要因

　潰瘍既往部では足底負荷量が増加しており，これらは治癒後も再発のリスクが非常に高いことを意味する[3]．足底負荷量を増加させる因子は複数存在するが，潰瘍既往部はこれらの因子が存在している場所であるため，リスクが高いと考えられる．したがって，1つひとつの因子を把握することで潰瘍既往部にどんなリスクが存在しているか正確に把握することが重要である．本項では，身体機能面からみた足底負荷量の増加の要因に関して述べる．

① 関節可動域制限

A. 糖尿病患者の関節可動域制限（表4）

　糖尿病患者では，下肢関節において健常者と比較して制限が認められる．足関節底背屈可動域，内がえし外がえし可動域，第1中足趾節関節（first metatarsophalangeal joint：FMPJ）可動域に関して調査がされている．

　足関節における他動運動での底背屈全可動域はDN合併患者で糖尿病患者，健常者と比較して減少がみられた[17]．底屈，背屈それぞれの可動域でも，DN合併患者では健常者と比較して差がみられた[18]．自動運動での背屈可動域も糖尿病患者，DN合併患者では健常者と比較して減少がみられた[7]．一方で，5.07モノフィラメントによる触圧覚で判定したDNの疑いのある症例では背屈可動域に差がみられなかったとする報告もある[19]．

　足関節内がえし外がえし可動域は，他動運動での内がえし外がえし全可動域でDN合併患者では健常者と比較して低下がみられた[20]．内がえし，外がえしそれぞれの可動域もDN合併患者では減少する[18]．シャルコー関節患者では，足関節のすべての可動性が低下するとされる[18]．

　FMPJ可動域は，他動運動での屈曲伸展全可動域がDN合併患者，糖尿病患者で健常者よりも減少しているとされる[17, 21]．伸展可動域も健常者と比較してDN合併患者では減少がみられた[20]．自動運動もDN合併患者では減少する[17]．

B. 足関節可動域制限による足底負荷量の増加（表5）

　DN合併患者を中心に，足部の各関節は可動性に制限を受ける．足関節可動域制限は糖尿病患者の足底負荷量の増加に関与する代表的な身体機能障害である．Leavyらは1,666例の糖尿病患者の検討で足関節背屈可動域が0°以下の症例で最大足底圧が上昇することを示した[22]．河辺らの報告では足関節背屈可動域20°未満という軽度の制限でも最大足底圧の上昇がみられた[19]．さらに，DN合併患者の特徴である前足部足底圧上昇と足関節背屈可動域制限は関連するとされている．

表4 糖尿病患者の関節可動域制限

著者	対象	方法	結果
Zimny ら[17]	DN合併患者35例 糖尿病患者35例 健常者30例	3群間の他動運動の関節可動域を比較 足関節底背屈全可動域 FMPJ伸展屈曲全可動域	足関節底背屈可動域 　DN合併患者　17.9°（p＜0.05）*, ** 　糖尿病患者　28.4° 　健常者　　　31.0° FMPJ伸展屈曲可動域 　DN合併患者　35.3°（p＜0.05）*, ** 　糖尿病患者　62.0° 　健常者　　　59.4°
Sinacore ら[18]	シャルコー関節患者20例 DN合併患者20例 健常者20例	3群間の他動運動の関節可動域を比較 足関節底屈背屈可動域 FMPJ伸展屈曲可動域	足関節背屈可動域（p＜0.01） 　シャルコー関節患者　5° 　DN合併患者　　　　　7° 　健常者　　　　　　　12° 足関節底屈可動域（p＜0.01） 　シャルコー関節患者　23° 　DN合併患者　　　　　38° 　健常者　　　　　　　47° 足関節内がえし可動域（p＜0.01） 　シャルコー関節患者　11° 　DN合併患者　　　　　15° 　健常者　　　　　　　16° 足関節外がえし可動域（p＜0.01） 　シャルコー関節患者　5° 　DN合併患者　　　　　7° 　健常者　　　　　　　8°
McPoil ら[7]	DN合併患者21例 糖尿病患者24例 健常者20例	3群間の自動運動の関節可動域を比較 足関節背屈可動域 FMPJ伸展可動域	足関節背屈可動域 　DN合併患者　5.7°（p＜0.05）* 　糖尿病患者　7.3°（p＜0.05）* 　健常者　　　9.5° FMPJ伸展可動域 　DN合併患者　46.6°（p＜0.05）*, ** 　糖尿病患者　54.3° 　健常者　　　54.5°
河辺ら[19]	2型糖尿病患者 5.07モノフィラメント脱失群7例 5.07モノフィラメント鈍麻群8例	2群間の他動運動の足関節背屈・FMPJ伸展可動域を比較	足関節背屈可動域（NS） 　脱失群　14.6° 　鈍麻群　17.8° FMPJ伸展可動域（p＜0.05） 　脱失群　77.5° 　鈍麻群　88.8°
Carine ら[20]	DN合併患者13例 糖尿病患者23例 健常者10例	他動運動の足関節内がえし外がえし全可動域を比較	足関節内がえし外がえし可動域 　DN合併患者　19.8°（p＜0.05）* 　糖尿病患者　19.3°（p＜0.05）* 　健常者　　　28.1°
D'Ambrogi ら[21]	足部潰瘍既往患者15例 DN合併患者19例 糖尿病患者27例 健常者21例	4群間の他動運動のFMPJ伸展屈曲全可動域を比較	足部潰瘍既往患者　46.8°（p＜0.05）* DN合併患者　　　　54.9°（p＜0.05）* 糖尿病患者　　　　54.0°（p＜0.05）* 健常者　　　　　　100°

DN：糖尿病神経障害，FMPJ：第1中足趾節関節
*：vs健常者，**：vs糖尿病患者

表5 足関節可動域制限による足底負荷量の増加

著者	対象	方法	結果
Leavyら[22]	糖尿病患者 1,666例	自動運動の足関節背屈可動域0°以下群と制限なし群で最大足底圧を比較	最大足底圧（p＜0.01） 制限あり群 92.7N/cm² 制限なし群 85.7N/cm²
河辺ら[19]	2型糖尿病患者 15例	他動運動の足関節背屈可動域20°未満群と制限なし群で足底各部位の足底圧を比較	最大足底圧（p＜0.05） 制限あり群 3.8kgf/cm² 制限なし群 2.8kgf/cm²
Orendurffら[23]	糖尿病患者 27例	一定のトルクで足関節を背屈させた際の可動域が5°以下の症例と5°以上の症例で前足部足底圧を比較	最大足底圧（p＜0.05） 5°以下の症例 67.8N/cm² 5°以上の症例 50.9N/cm²
河辺ら[24]	健常者10例	足関節制限なし，10°背屈制限，0°背屈制限の各条件で歩行時足底圧を計測	最大足底圧（NS） 　足関節制限なし 3.4kgf/cm² 　10°背屈制限 3.5kgf/cm² 　0°背屈制限 3.4kgf/cm² 足趾部足底圧 　足関節制限なし 3.3kgf/cm² 　10°背屈制限 2.3kgf/cm² 　0°背屈制限 1.8kgf/cm²（p＜0.05）＊ 前足部足底圧 　足関節制限なし 2.1kgf/cm² 　10°背屈制限 3.3kgf/cm²（p＜0.05）＊ 　0°背屈制限 3.4kgf/cm²（p＜0.05）＊
D'Ambrogiら[21]	足部潰瘍既往患者15例 DN合併患者19例 糖尿病患者27例 健常者21例	他動運動のFMPJ伸展屈曲全可動域と前足部足底圧の比較	相関なし
河辺ら[25]	2型糖尿病患者 55例	足関節背屈可動域，FMPJ伸展可動域と足底各部位の足底圧を比較	相関係数 足関節背屈可動域（p＜0.05） 　最大足底圧 －0.32 　前足部足底圧 －0.37 　踵部足底圧 －0.30 FMPJ伸展可動域（p＜0.05） 　足趾部足底圧 　0.48 　踵部足底圧 －0.40

DN：糖尿病神経障害，FMPJ：第1中足趾節関節
＊：vs 制限なし

　Orendurffらは，一定のトルクで足関節を背屈させた際の可動域が5°以下の症例では，5°以上可動する症例と比較して前足部足底圧が上昇していたと報告した[23]．

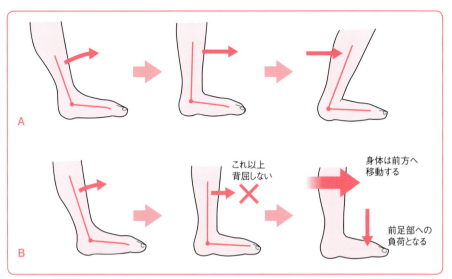

図3 足関節背屈可動域制限によるアンクルロッカー機能の障害
A：正常なアンクルロッカー例，B：足関節背屈可動域制限によるアンクルロッカー例
足が地面についた後，足関節が背屈することにより身体が前方へ移動し，最終的に母趾足底に荷重が加わる．しかし，背屈可動域制限では前足部より末梢には重心が移動しない．このため，立脚後期において前足部で荷重をしながら地面を蹴るため，前足部足底圧が上昇する．

河辺らの報告では，足関節背屈角と前足部足底圧の間には，相関がみられたが r＝－0.36 と低く，前足部足底圧上昇にはほかの因子も関与する可能性が示唆されている[19]．一方で，健常者の足関節背屈運動を制限し足底圧を測定した実験では，前足部足底圧が上昇し，足趾部足底圧が減少した[24]．さらに，最大足底圧の上昇がみられなかった点が DN 合併患者と異なっていた．したがって，足関節背屈可動域制限は重心の前方への移動を制限し，圧分布に異常をきたすが，ピークの上昇に関しては絶対的な要因ではないと考えられる．

　一方で，足関節背屈可動域制限が前足部足底圧を上昇させることも事実である．これらのメカニズムは歩行における関節機能の影響による．足関節背屈運動は，歩行ではアンクルロッカー機能を担当している（第Ⅱ章を参照）．DN 合併患者では背屈可動域制限によりアンクルロッカーが十分に作用しない．通常，足が地面についた後，足関節が背屈することにより身体が前方へ移動し，最終的に母趾足底に荷重が加わる．しかし，背屈可動域制限では前足部より末梢には重心が移動しない（図3）．このため，立脚後期において前足部で荷重をしながら地面を蹴るため，前足

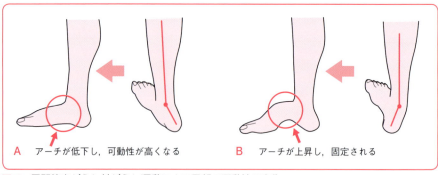

図4 足関節内がえし外がえし運動による足部の可動性の変化
A：外がえし運動，B：内がえし運動
足関節の外がえし運動は，内側縦アーチを押し下げる．内側アーチの低下は中足部の足根骨同士の結合を緩める．その結果，中足部は柔らかい状態となり荷重による衝撃を吸収する．一方で，内がえし運動は内側縦アーチを上昇させる．その結果，中足部の足根骨同士は結合が強くなり安定した状態となる．

部足底圧が上昇すると考えられる．

　足関節内がえし外がえし可動域の減少が足底負荷量に影響するというエビデンスは存在しない．歩行では，立脚初期から中期にかけての荷重を足部に加える時期には足関節は外がえしする．この外がえし運動により，中足部のアーチ構造は可動性が高い状況となる．いわゆるショックアブソーバとしての機能を達成し，荷重による負荷を軽減している（図4）．立脚中期以降，地面を足が蹴って前方への推進力を得る段階では，足関節は内がえしし，中足部は固定された状態となる．この時期は，足の運動が十分に地面に伝わるように足部自体を硬くする必要があるためである（図4）．このようなメカニズムを鑑みると，内がえし外がえし可動域減少は，足底負荷量の状況に一定以上の変化をもたらすはずである．特に外がえし可動域の減少は足部を固定化するため足底負荷量への影響が強いと予測される．これらの検証は今後の重要な課題である．

　一方，現在のところ，足関節可動域制限によるせん断力への影響は不明である．

C．FMPJ可動域制限による足底負荷量の増加（表5）

　FMPJ伸展制限は，前足部足底圧上昇とは相関しない[21]．河辺らの報告でも，前足部足底圧上昇とは相関せず，母趾足底圧上昇と中等度の相関がみられた[25]．FMPJは，歩行ではフォアフットロッカーを司る（第Ⅱ章を参照）．フォアフットロッカーは，立脚期の終わりに踵を持ち上げて地面を蹴り，つま先立ちになる場面である．主に，前方への推進力を得る時期である（図5）．FMPJが伸展運動を行うこと

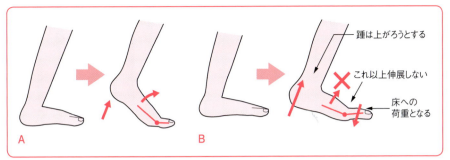

図5 第1中足趾節関節 (FMPJ) 伸展制限によるフォアフットロッカーへの影響
A：正常なフォアフットロッカー例，**B**：FMPJ伸展制限例
フォアフットロッカーは，立脚期の終わりに踵を持ち上げて地面を蹴り，つま先立ちになる場面である．主に，前方への推進力を得る時期である．FMPJが伸展運動を行うことで踵が持ち上がるため，伸展制限は踵の挙上を抑制してしまう．この際，踵は上がらないが地面を蹴る力は同じように発生するため，母趾足底は強く地面に押しつけられる．

で踵が持ち上がるため，伸展制限は踵の挙上を抑制してしまう．この際，踵は上がらないが地面を蹴る力は同じように発生するため，母趾足底は強く地面に押しつけられることとなる．このため，FMPJの制限では，母趾足底圧の上昇につながると考えられる．

② 足部変形

糖尿病患者ではさまざまな足部変形が生じる（第Ⅰ章を参照）．足部の変形は，足底と地面の異常なコンタクトを生み出す．正常とは異なる接地の状況は，足底負荷量を増加させることにつながる．

A．ハンマートゥ（槌趾，hammer toe），クロウトゥ（鷲爪趾，claw toe）

この2つの変形は，糖尿病に固有に発生し，かつ最も重要な変形である[3]．ハンマートゥ，クロウトゥの存在は潰瘍形成の独立した危険因子であり[26]，前足部足底圧を上昇させると報告されている[27]．ハンマートゥ，クロウトゥが存在する足部では，中足趾節関節の過伸展により中足骨頭が足底に突出し，かつ中足骨頭下の脂肪組織が前方へ移動するため骨頭皮膚間の軟部組織厚が減少する[27]．これらが，中足骨頭部の足底圧上昇に影響すると考えられている（図6）．厳密には，ハンマートゥは趾節間関節の過屈曲のみで中足趾節関節は正常であり，クロウトゥは中足指節関節の過伸展が伴う．このため，クロウトゥがより重要な変形であると考えられる．

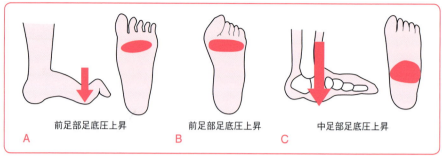

図6 糖尿病患者にみられる足部変形と足底圧への影響
A：ハンマートゥ，クロウトゥ．中足骨頭の足底への突出と中足骨頭下の軟部組織厚の減少が生じる．このため中足骨頭部の足底圧が上昇する．
B：外反母趾．母趾への荷重が減少し，前足部への荷重が増える．
C：シャルコー関節．中足部の変形によりロッカーボトム状の足底となり，足根骨が接地する．このため中足部での足底圧が上昇する．

B．外反母趾，強剛母趾

外反母趾は，第1中足骨に対して母趾基節骨が外反する変形である．糖尿病に固有の変形ではないが，足病変患者においても頻繁にみられる変形である．足底負荷量への影響では，外反母趾患者では母趾足底圧が減少し，前足部足底圧が上昇する（図6）[28]．これらは，痛みの有無に影響されないため，知覚障害のみられるDN合併患者においても同様の変化が予測される．また，外反角が強くなると母趾足底圧と力が減少し，前足部足底圧や第5中足骨頭部への力が上昇するとされている[29]．さらに，母趾の種子骨の脱臼では，第1中足骨頭への力が上昇する．いずれの研究も糖尿病患者を対象としていないが，外反母趾は足病変リスクを高める前足部の足底負荷量の増加に影響を及ぼす．

強剛母趾では，FMPJが拘縮するためFMPJ伸展可動域制限と同様に母趾足底圧が上昇すると考えられる．

C．扁平足，凹足

扁平足や凹足は，内側縦アーチの異常である．DN合併患者においては，アーチが低下していると報告されており，扁平足が多く存在すると推測される[30]．一方で，FMPJの伸展運動により内側縦アーチが挙上するウインドラスメカニズムが働かず，DN合併患者では内側アーチの変化が減少するとの報告もある[31]．これらは，中足部の可動性の低下を反映しており，足底負荷量への影響が推測される．

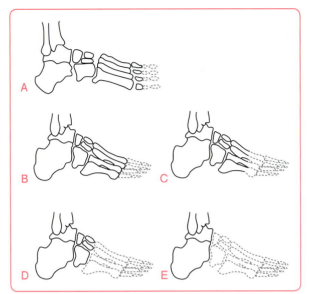

図7 糖尿病足病変における小切断
A：基節骨以遠での切断を足趾切断という．
B：中足趾節関節での離断を中足趾節関節離断という．
C：中足骨での切断を横断的中足骨切断という．
D：リスフラン関節の離断はリスフラン関節離断と呼ばれる．
E：ショパール関節の離断はショパール関節離断と呼ばれる．

D．シャルコー関節

シャルコー関節は，神経障害性変形性関節症と呼ばれ，疼痛感覚の欠如により足部が著しい変形をきたす．軽微な外傷を契機にする場合が多く，主に縦アーチの崩壊により舟状骨や立方骨が足底へ突出しロッカーボトム状の足部となる[32]．この突出した中足部の足底圧が上昇するため潰瘍形成に至る．シャルコー関節は潰瘍形成の独立した危険因子であるとされている（図6）[26]．

③ 小切断（足部の部分切断）

足病変の治療では，潰瘍治癒を目的としてさまざまな切断が行われる（図7）．治癒のためには必要な治療であるが，切断後は足部にさまざまな異常をきたす．関節拘縮や筋力低下に加えて足底負荷量の増加をもたらす．足趾切断，中足趾節関節離断では，主に切断近位の中足骨頭部の足底圧が上昇する．Laveryらの報告では，母趾切断症例の足底圧は第1中足骨頭部，第5中足骨頭部，第5指で非切断肢と比較して上昇し，踵では減少した[33]．中足趾節関節より近位の部分切断では，リ

スフラン関節離断，ショパール関節離断が古典的な手術方法である（図7）．これらは強い内反尖足変形を引き起こし，足底負荷量も異常をきたしやすい．歩行能力も，術前からの歩行維持率が50％である[34]．このため，糖尿病足病変の治療では横断的中足骨切断術が主流となりつつある．歩行維持率が86％と優秀であり，リスフラン関節離断，ショパール関節離断と異なり足関節背屈作用がある前脛骨筋がすべて残存するため，尖足変形を引き起こしにくい[34]．当然，中足趾節関節以遠が存在しないため，足底負荷量は増加する．Garbalosaらによれば，横断的中足骨切断では最大足底圧の上昇をきたすとされており，前足部との比較では踵が低い結果であった[35]．

以上のように，小切断は足部の運動機能に影響を及ぼし，変形を引き起こすため，足底負荷量の増加は必発であるといえる．一方で，足趾切断以外での足底負荷量の増加の詳細は不明であるため，今後さらなる検証が必要である．

④ 足底皮膚の硬化，足底軟部組織厚の減少

DN合併患者では足底の皮膚が硬化し，皮膚と骨の間の軟部組織厚が薄くなるとされる[36]．超音波で計測した足底軟部組織厚は，足底の複数の部位の最大足底圧と中等度以上の逆相関がみられ，軟部組織が薄いほど足底圧が高い結果であった（$r=-0.6$以上）[37]．足底皮膚では，皮膚の硬度と足底圧で強い相関が認められ，皮膚が硬いほど足底圧が高い結果であった（$r=0.921 \sim 0.998$）[37]．これらは，明らかに皮下に骨が触れる場合や皮膚が硬化している場合は足底負荷量が増加している可能性を示唆している．

⑤ 身体活動量，歩行形態

糖尿病足病変リスクの高い症例，および潰瘍治癒後の症例では予防のために足底負荷量を減少させる必要がある[3]．このため通常の指導では，歩行量に代表される身体活動量も制限される場合が多い．身体活動量の増加が足底負荷量にどのように影響するかは明確な報告は存在しないが，潰瘍形成率に関する調査は存在する．Armstrongらは，DNに足部変形もしくは潰瘍既往歴，小切断を合併した100例を対象に，歩行量が潰瘍形成に影響を及ぼすか確認するためにコホート研究を行った．その結果，8％の症例で前足部足底の潰瘍を形成したが，潰瘍形成群の平均1日歩数は，非形成群と比較して有意に少なかった．潰瘍形成直近2週間の歩行量も増加していなかった[38]．LeMasterらは，足病変リスクを有し低活動の糖尿病患者79例に対する足部への荷重を伴う理学療法の効果を検証した．その結果，非介入群では1年後の1日平均歩数が減少し，週間平均歩行時間が減少したが，介入群では維持されていた．荷重を伴うトレーニングを実施したが，潰瘍形成率に差はみられ

なかった[39]．これらの研究結果は，身体活動量の多さが必ずしも足底負荷量の増加につながるとは限らず，一律に身体活動量を制限することの不利益を指摘しているといえる．

DN合併患者では歩行障害も発生する（詳細は第Ⅳ章の3を参照）．その特徴は，歩幅の減少，歩行速度の低下，歩隔の拡大，両脚支持期の延長，不安定性の増大などである[40]．健常者では，歩幅が広くなり歩行速度が早くなるほど，立脚初期の垂直成分の床反力が上昇するとされている[41]．このため，歩行速度の減少，歩幅の減少などの糖尿病患者の歩行の特性は垂直成分の床反力を減少させる方向の変化である．しかし，実際には糖尿病患者では足底負荷量は増加する．その要因はこれまでに述べてきたが，歩行特性という点からも推測が可能である．歩行速度の変化で影響を受ける床反力は立脚初期の荷重応答期である[2]．この時期，最も負荷が加わる足底部位は踵である．前足部は第2のピークである立脚後期に負荷が強くなる．このため，糖尿病患者の歩行特性は，踵への負荷量を減少させる可能性はあるが，前足部への負荷量への影響は少ないと推測される．歩幅の拡大とスピードの上昇は，水平成分の床反力では，前後で増加がみられ左右では変化がみられない[41]．歩行特性からの影響を鑑みるに，糖尿病患者では前後成分のせん断力が減少することが予測される．しかし，佐々木らの報告では，糖尿病患者では前後成分の床反力は変化が認められず，左右成分が増加していた[10]．以上のように，糖尿病患者の歩行特性は足底負荷量を減少させる方向に作用する変化が多いといえる．一方で，糖尿病患者の足底負荷量は，現実には増加しているため，ほかの要因との関連を常に意識して分析する必要がある．

Zhuらは，歩行率の変化による足底圧への影響を健常者で調査した[42]．その結果，70歩/分と比較して120歩/分では，すべてのセンサーの平均最大足底圧が119％上昇していた．一方，平均積算圧は45.4％減少した．これは，早足で歩数を増やして歩くと接地時間は短くなるがピーク値は上昇することを意味している．Zhuらは，すり足歩行での足底圧の変化に関しても健常者で検証を行い，第1・2中足骨頭部で57.8％，母趾足底で63.2％の低減がみられたと報告した[43]．Muellerらは，DN合併患者において歩行形態の変化が足底圧にどのような影響を及ぼすか検証した．歩行速度を落とさないようにしながら，足関節底屈運動を減らすことで地面を蹴る動作を制限し，股関節屈曲で下肢を振り出す歩行を実施した．その結果，足底圧は前足部では27％減少し，踵部では24％上昇した[44]．

以上のように，歩行の状態が変化すると足底負荷量は大きく変化する．どのような歩行を行っているかを把握し，足底圧が軽減する歩行を目指す必要がある．

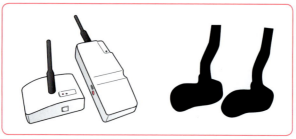

図8 歩行時足底圧計測装置（インソールタイプ）
糖尿病足病変では靴内での局所的な足底圧を計測する必要があることから，図のようなインソールタイプの測定機器が一般的に用いられる．

3 足底負荷量に関する評価

① 足底負荷量計測

A．垂直成分

　足底負荷量の評価では，垂直成分を測定することが一般的である．また，糖尿病足病変では，靴内での局所への負荷が問題となることから，シート型のセンサーを用いた計測が主流である（図8）．シートには複数のセンサーが埋め込まれており，センサーごとのデータの出力が可能である．足底面を細かく分割した計測は，足底の各部位の負荷状況をひと目で確認できる．また，足底全体を同時に計測できることから，負荷量の分布も把握できる（図9）．測定結果は，視覚的にわかりやすいカラー表示，3次元での表示も可能である．経時的な足底への圧負荷の変化を動画で表現することもできるため，患者教育という点でも，測定結果が有用である．

　実際の測定は，前後に予備歩行路を設定した一定距離の歩行路（可能なかぎり長く）において，センサーシートを靴内に入れて計測する．問題がなければ裸足での計測がよい．歩行練習後に本計測を行い，データを測定する．現在は，無線タイプが主流である．足底圧の計測は，病態の把握に加えて，フットウェアの効果判定でも用いられる．先行研究ではフットウェアによって50％以上の除圧が得られていれば，潰瘍再発率が50％以下になると報告されている[45]．裸足での測定結果と比較してフットウェア着用時に最大足底圧もしくは既往部の足底圧が50％以下になることを目的とする．このため，フットウェアを装着しての測定を行い，目的とする除圧が得られているかを確認する．除圧が不十分であれば，新たな加工を加えて再計測を繰り返す．測定にあたって注意が必要なのは，インソールの効果判定時である．

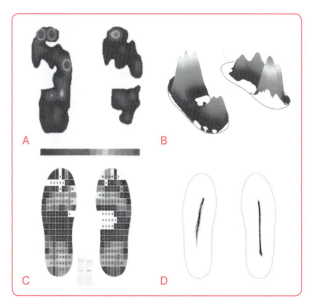

図9　歩行時足底圧計測装置でのデータ出力（カラー口絵を参照）
A：カラー表示，**B**：3次元表示，**C**：各センサーの値表示，
D：足圧中心移動軌跡
さまざまな形でデータを表示できる．カラー表示や3次元表示は視覚的に理解しやすく患者教育に使用しやすい．センサーごとの値表示は，高足底圧の把握やフットウェアの効果判定に用いる．足圧中心移動軌跡は歩行の安定性などを評価可能である．

インソール装着時の計測では，足底にセンサーを入れて計測することが不可能である．インソール表面の曲面にセンサーを置くとセンサーの破損につながるからである．この場合は，インソールと靴の間にセンサーを設置して計測する．

多くの足底圧計測機器では，取得したデータから最大足底圧，部位ごとの最大圧が算出可能である．さらに，足圧中心移動軌跡も算出できる（図9）．立脚期においてふらつきや不安定性を有する症例では，足圧中心がばらつくため，これらの把握に有用である．また，糖尿病患者では，前足部足底圧上昇が問題となるが，重心の移動が前足部にとどまることがその要因である．したがって，足圧中心が足部のどの位置まで移動しているか評価することは，病態を判断する意味で非常に重要な情報であるといえる．

足底圧の解析値としては，ある一定の歩行周期内の最も高い圧である最大足底圧と，ある歩行周期内の圧の値と時間から積分して計算される積算圧の2つが存在

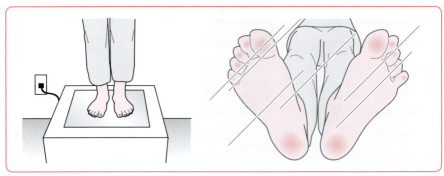

図10 ピドスコープ
ピドスコープは，立位での足底への負荷を視覚的に観察するための機器である．機器の上で立位をとるとガラス越しに足底を観察することができる．

する．これら2つのパラメーターは先行研究においては，効果判定のために併用されている場合が多い．どちらを免荷（オフローディング）の効果判定に用いればよいかについて検証を行った systematic review によれば，2つの値を取り扱った15の研究において最大足底圧と積算圧の違いについて意義が認められたものは5つのみであった[46]．したがって，どちらの値を用いても効果判定には適切であるといえるが，臨床場面では計算が容易な最大足底圧を用いるほうが有用であろう．

B. 水平成分

水平成分の足底負荷量計測は，現状では一般的ではない．水平成分の負荷量と潰瘍形成リスクとの関係は不明瞭であるが，DN合併患者において増加が認められる[8, 10]．測定は，床反力計を用いることが一般的であるが[8, 10]，糖尿病足病変では足底の一部の水平成分を測定する必要がある．わが国においては，Moriら，林らが靴内に挿入可能なサイズのセンサーを開発しつつある[47, 48]．これらのセンサーを用いれば，歩行中の足底の一部，例えば第1中足骨頭部のせん断力を計測することが可能である．今後，水平成分の足底負荷量の増加が足病変の病態においてどのような意義を持つかの知見が積み上がれば，測定が一般化していくであろう．

C. 簡易的な方法

前述のごとく，足底負荷量の評価には，専用のデバイスが必要である．しかし，一般的にこれらの機器を使用できる環境は稀である．このため，機器を用いないで足底負荷量を評価する必要がある．

ピドスコープは，立位での足底への負荷を視覚的に観察するための機器である．

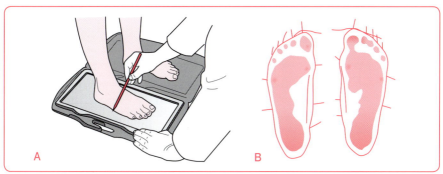

図11 フットプリント
A：フットプリント測定．B：測定結果
フットプリントは立位での足底圧を視覚的にとらえる評価方法である．フットプリント上で立位をとることにより足部の荷重量がインクの濃淡で表現される．高足底圧部位は濃く表示される．

機器の上で立位をとるとガラス越しの足底の様子が投影され観察することができる（図10）．直接，肉眼で荷重時の足底の様子が観察できる点が優れている．

フットプリントは，フットウェアの作製時にも活用されるデバイスである．図11に示したように紙の上に立って測定を行う．荷重が強く加わる部位は，濃く表示されるため足底圧の上昇している部位を推測することが可能である．

ピドスコープとフットプリントは，測定が簡便であるが，測定結果が非定量的であることと歩行時の負荷量を測定できない点が欠点である．近年，これらの問題点を解消できるデバイスが開発されつつある．プレスケール（富士フィルム，fujifilm.jp/business/material/prescale/）は，加圧した部分が赤く発色する素材であり，切り抜いた状態で使用できるため歩行時の測定に使用できる．発色したシートを専用のデバイスで測定することで圧力を算出できる．現状で有用性の検証は不十分であるが，圧計測の簡便な方法としての利用が期待される．

② 関節可動域測定

足底負荷量に影響を及ぼす身体機能として関節可動域は重要な因子である．日本リハビリテーション医学会，日本整形外科学会が推奨する標準的な評価方法は第Ⅰ章で述べられているが，日本足の外科学会，日本理学療法士協会では，足関節，足部の関節に関する新しい方法を提唱している[49,50]．

A．足関節底背屈可動域

足関節可動域は，測定方法に変更はないが用語に関する注意喚起が存在する[49]．わが国では，"背屈・底屈"という用語で関節運動を表記することが定着しており，

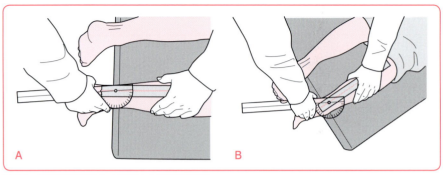

図12 足関節外がえし内がえし可動域の測定
A：足関節外がえし角の測定，B：足関節内がえし角の測定
足関節外がえし・内がえし角は図に示したように，下腿長軸を基本軸に，踵骨長軸を移動軸とし，そのなす角を測定する．これにより主に後足部の関節角を測定するかたちとなる．

背屈は伸展，底屈は屈曲とも表記される（第Ⅰ章を参照）．しかし，海外の論文ではこの伸展・屈曲の運動方向がわが国と逆転している場合が散見されるため注意が必要である．日本足の外科学会では，"背屈・底屈"という表記を推奨している．

B．足関節内がえし外がえし可動域

一般的には回内・回外，内反・外反も用いられるが，日本足の外科学会，日本理学療法士協会は"内がえし・外がえし"という用語を推奨している（詳細は参考文献を参照）[49,50]．内がえし・外がえし運動は，前額面上の運動と定義され，多くの関節の複合運動で引き起こされる．従来の測定方法では，足底面を移動軸として扱うため，内がえし・外がえし運動時にショパール関節をはじめとする中足部の関節が運動に参加してしまう．このため，中足部の関節運動を排除し，できるだけ距骨下関節のみの運動が計測できるような測定方法が推奨されている．新たな測定方法は，腹臥位で，下腿長軸を基本軸に，踵骨長軸を移動軸とし，そのなす角を"内がえし外がえし可動域"としている（図12）．糖尿病患者における先行研究ではこれらの測定方法で内がえし外がえし可動域を測定しており[7,20]，本書においてもこれらの方法を推奨したい．

2 創傷治療期

前項では，糖尿病足病変の発症・再発に影響を及ぼす足底負荷量の増加について記述を行った．本項では，創傷治療期における足底負荷量に焦点をあてて記述を行う．

1 創傷治癒への足底負荷量の影響

下肢慢性創傷の治癒のためには，感染，虚血の改善と並んで，免荷（オフローディング）が重要であるとされている[3]．足底負荷量の増加により発生した創傷に加えて，そのほかの要因による創傷でも傷への荷重は治癒を遷延させる．さまざまなデバイスにより免荷は達成されるが，その効果については，第Ⅳ章で述べる．潰瘍形成（発症，再発）における足底負荷量の増加は，6 kgf/cm^2 以上もしくは 10 kgf/cm^2 以上の足底圧上昇が危険因子であるとされている[13〜15]．Waaijman らは，フットウェアの作製に際して最大足底圧を 200 kPa にすることを提唱しているが，明確なエビデンスに基づくものではない[51]．創傷治癒に必要な足底負荷量の軽減に関しては，Armstrong らがトータルコンタクトキャスト（total contact cast：TCC）を用いた治療において検証を行っている．99 N/cm^2 以上の足底圧が存在する症例では，それ以外の症例と比較して治癒に長期間を要したとされている（53.4 日 vs 33.1 日）[52]．Frykberg らは，慢性創傷の治癒と再発予防のためには，増加した足底負荷量を軽減すべきであると述べているが，低減率などの明確な目標には触れていない[53]．Orr らは，潰瘍の治癒や皮膚への損傷を避けるために効果的な免荷の量は不明確であるが，最大限の免荷が最大の効果を得るだろうと述べている[54]．これら 2 つの review 論文は，2015 年に発表されたものであり，現状，免荷のカットオフ値は不明確な状況であるといえる．

2 足底負荷量へ影響を及ぼす因子

足底負荷量へ影響を及ぼす因子に関しては前項で詳細に述べた．本項では，創傷治療期において特有に発生する身体機能・歩行動作の問題が足底負荷量にどのよう

表6 歩行補助具による足底負荷量への影響

著者	対象	方法	結果
Youdas ら[55]	健常者10例	松葉杖歩行，ロフストランド杖歩行，車輪付き歩行器歩行，T字杖歩行の各条件での床反力を測定し，体重に対する免荷量を算出	松葉杖歩行　　　　　50％ ロフストランド杖歩行　56％ 車輪付き歩行器歩行　　36％ T字杖歩行　　　　　24％
Pérez-Soriano ら[56]	健常者50例	ノルディックウォーキング経験者20例，初心者30例に対して，歩行時の床反力を計測 通常歩行，ノルディックウォーキングの2条件で測定	ノルディックウォーキングでの前足部中央での足底圧軽減率 経験者（$p<0.05$） 　快適歩行　　　　37％ 　20％早い歩行　50％ 初心者（$p<0.05$） 　快適歩行　　　　32％ 　20％早い歩行　25％
Aragaki ら[57]	健常者15例	T字杖対側保持，同側保持，杖なしの3条件で歩行時床反力を計測	対象肢の床反力体重比 対側保持　0.97（$p<0.05$）* 同側保持　0.99（$p<0.05$）* 杖なし　　1.06

＊：vs 杖なし

な影響を及ぼすかについて述べる．

① 歩行補助具（表6）

創傷治療において，免荷の主役はフットウェアである．より多くの免荷を達成するために，あるいはフットウェアによる歩行不安定性を低減するために杖などの歩行補助具が用いられる（図13）．フットウェアと異なり糖尿病足病変患者における歩行補助具の免荷への効果はほとんど検証されていない．一方で，健常者において歩行補助具の使用による足底圧への影響に関する報告は散見される．

Youdas らは，10例の健常者を対象にさまざまな歩行補助具による足底荷重への影響に関して調査した．その結果，松葉杖は安定的に体重の50％を免荷した．ロフストランド杖は56％，車輪付き歩行器は36％，T字杖は24％の免荷が認められた[55]．杖歩行では，歩行速度が有意に低下したため，これらにより足底負荷量が減少した可能性が指摘されている．Pérez-Soriano らは，健常者を対象に，ノルディックポールを用いた歩行における足底圧を計測した．その結果，ノルディックウォーキング経験者では，快適歩行および快適歩行の20％早い歩行速度において，通常の歩行時と比較して中央の中足骨領域の足底圧が37〜50％軽減していた．初心者でも，前足部中央において足底圧が25〜32％軽減されていた[56]．Aragaki らは，T字杖歩行において，同側および対側で杖を使用した際の歩行時足底圧を計測

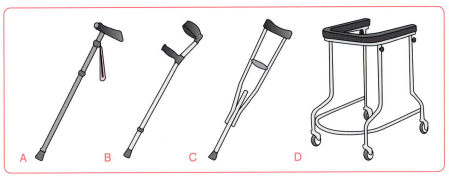

図13　歩行補助具の種類
A：T字杖，**B**：ロフストランド杖，**C**：松葉杖，**D**：車輪付き歩行器
T字杖は主に片側上肢で把持して使用する．一般的には，免荷を目的とする下肢の対側上肢で使用する．ロフストランド杖は前腕で荷重を受ける杖であるためT字杖よりも免荷能力が高い．松葉杖は腋窩で把持して使用する．車輪付き歩行器は両手で把持して使用する．

した．その結果，同側に杖を持つと6.7％，対側に杖を持つと8.5％の垂直成分の力が軽減したと報告した[57]．このように，歩行補助具は健常者においては免荷を十分に達成できている．今後は，下肢慢性創傷患者における歩行補助具による除圧効果を検証する必要がある．

② 免荷歩行

　フットウェアや歩行補助具を用いて免荷歩行を行うが，その歩行形態にも足底負荷量は影響を受ける．杖を両側に把持し歩行を行う場合，2点歩行と4点歩行という歩行形態の違いが存在する（図14）．Leeらは，健常者を対象に杖を使用しない通常の歩行と比較して，2点歩行，4点歩行で足底圧が軽減するか検証を行った．その結果，前足部足底圧は通常の歩行で65.85 kPa，2点歩行で48.36 kPa，4点歩行で44.87 kPaと有意に杖歩行で軽減していた[58]．また，免荷歩行の際に"足を揃えて歩く"という指導がよく行われる．これは，創傷の存在する下肢を先に振り出し，健側肢を揃えた位置までしか出さないように歩行する方法である．これを揃え型歩行という．一方で，健側肢が患肢を追い越す歩行を前型歩行という（図15）．この2つの歩行形態における足底圧の違いを測定した実験では，健常者において，前型と比較して揃え型では前足部足底圧が48％軽減し，踵部足底圧が15％増加した．DN合併患者においては，前足部足底圧が87％軽減し，踵部足底圧が46％増加した[59]．これらの結果から免荷歩行でよく用いられる歩行形態は，有効に足底圧の軽減につながっていると考えられる．一方で，Brownらの実験[59]

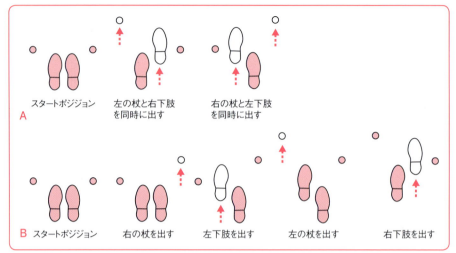

図14　2点歩行（A）と4点歩行（B）
2点歩行，4点歩行では両側に杖を保持して歩行を行う．2点歩行では，片側の杖と対側の下肢を同時に振り出し，次に反対の組合わせで杖と下肢を振り出して歩行を行う．4点歩行では，まずはどちらかの杖を振り出し，次に対側の下肢を振り出す．その後，残りの杖を振り出したあと，反対の下肢を振り出す歩行である．

では，健常者とDN合併患者では違いが認められた．このことからもDN合併患者を対象とした測定が必要である．また，下肢慢性創傷患者では，ハンマートゥ，クロウトゥやシャルコー関節などの著明な変形を呈する症例も少なくない．この場合，多くの症例で足関節の関節拘縮も伴う．このため，歩行は異常歩行となり，正常歩行での足底圧の状況とは変化してしまう．これらの症例では，変形による骨突出部位や創傷部位がはじめに接地している場合が多い．いわゆる前足部接地や全足底接地となっている症例が多く見受けられる．この場合も，健常者のデータで示された足底圧異常とは異なる問題が発生している可能性が高い．

　免荷歩行におけるもう1つの問題点は，コンプライアンスである．通常，DNによる慢性創傷患者は痛みをまったく感じないため[3]，免荷を守ることが困難である．これらの問題も足底負荷量の増加の要因となる．十分な患者教育が必要であろう．

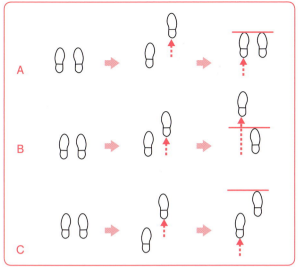

図15 揃え型歩行（A），前型歩行（B），後型歩行（C）
揃え型歩行は先行して振り出した足と同じ位置まで対側肢を振り出す歩行である．先行した足を越えていく歩行を前型歩行，先行した足まで振り出さない歩行を後型歩行という．

3 身体機能，生活機能の障害

　糖尿病足病変患者に対する介入目的としては，創傷の予防や治癒が第一であるが，その背景や治療過程で身体機能，生活機能が低下する．本項では，これらの問題に焦点をあてる．具体的には背景疾患であるDNによる問題と創傷治癒過程における問題の2点に関して解説する．

1 糖尿病神経障害（DN）に起因する運動機能障害

① 筋機能

　DN合併患者では下肢筋力を中心に筋力が低下する[60]．また，単位面積あたりの筋力である筋力筋量比も低下する（詳細は第Ⅰ章を参照）[61]．これらの異常は，下

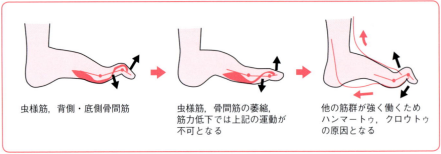

図16 虫様筋，背側・底側骨間筋の作用と萎縮による影響
虫様筋，背側・底側骨間筋は中足趾節関節を屈曲し，趾節間関節を伸展させる筋群である．これらの筋群が萎縮をすると，中足趾節関節屈曲・趾節間関節伸展運動が阻害される．結果，中足指節関節は伸展モーメント，趾節間関節は屈曲モーメントが大きくなり，最終的には変形の原因となっていると推測されている．

肢末梢を中心に発生し，DN の他症状の病態とも一致する．筋力低下は，数%から十数%程度の軽度の低下であるが，脳血管疾患，心血管疾患，腎不全，PAD などのさまざまな疾患を引き起こしやすい糖尿病患者においては，これらのわずかな低下が運動機能の低下を修飾してしまう．この意味で，積極的に筋機能を把握し，介入を行うことが必要であろう．

DN 合併患者もしくは糖尿病患者における筋機能は低下するが，軽度の筋機能障害は生活機能を低下させるほどの問題には至らないと考えられる．一方で，足関節背屈運動の低下は歩行時のつま先の引っかかりに影響を及ぼす可能性がある．また，抗重力筋である下腿三頭筋の筋力低下は，下肢の支持性を低下させるかもしれない．DN 合併患者では後述するバランス障害が認められることから，足部を中心とする筋機能の低下は転倒リスクの要因となっている可能性がある．今後は，筋機能の低下の具体的な動作，生活への影響を明らかにすることが必要である．

DN 合併患者の筋萎縮は，筋力低下と同様に末梢優位に発生する．特に足部の内在筋における萎縮が著明である．健常者および DN を合併しない糖尿病患者と比較して 50% 程度の萎縮がみられたとされる[62]．内在筋には虫様筋，背側・底側骨間筋などがある．これらの筋群は，足趾の運動を司っている（図16）．中足趾節関節の屈曲と趾節間関節の伸展に作用する．これらの作用が低下すると残存するほかの筋活動が優位となり，逆の関節運動方向に牽引され拘縮を引き起こす．この場合，中足趾節関節伸展，趾節間関節屈曲に牽引される．これらが，ハンマートゥ，クロウトゥの原因であると推測されている．

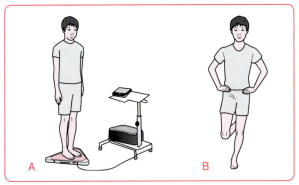

図 17　重心動揺計と片脚立位
A：重心動揺計は，足圧中心を仮想の重心位置として扱い，その軌跡や面積を測定するデバイスである．
B：片脚立位は，図のように腰に手をあて，浮かしている下肢を曲げ，対側につけない姿勢で立位をとる．時間を計測し，足をついたり，バランスを大きくくずしたら終了である．

② 関節機能

　DN合併患者における関節可動域制限に関しては，すでに述べた（詳細は第Ⅲ章の1を参照）．ほかのDNの症状と同様に末梢優位であり，足関節，足部の関節を中心に障害される．DN合併患者の関節可動域制限の特徴として，可動域の制限に加えて可動可能な範囲も剛性が強くなると報告されている．Trevinoらの報告によれば，足関節背屈運動時の剛性は，糖尿病患者では0.9 ± 0.3 Nm/deg，健常者では0.4 ± 0.1 Nm/degであり，糖尿病患者で有意に上昇していた[63]．これらの結果から考えられることは，糖尿病患者では関節が動かしづらい状況にあり，かつ可動範囲も狭い状況になっているといえる．これらの運動障害が，動作や生活機能にどのような影響を及ぼすかは明確ではないが，歩行をはじめとする立位でのさまざまな動作に影響を及ぼすであろう．

③ バランス能力

　DN合併患者におけるバランス能力は，静的バランス，動的バランスともに障害される．
　静的バランスを定量的に評価する方法として重心動揺計がある（図17）．静的な立位での重心移動軌跡を評価する機器である．通常，開眼，閉眼の各条件で足を閉じて立位をとり，60秒間の重心の軌跡を記録する．重心移動軌跡の距離である総軌跡長や移動軌跡の面積を算出した外周面積などが代表的な指標である．DN合併

患者では，健常者と比較して外周面積が増加することが示されている[64]．重心動揺計を用いた評価は客観的であるが機器がない場合，簡便な指標としては片脚立位時間がある（図 17）．近年，境界型糖尿病（impaired glucose tolerance：IGT）の段階で神経の機能障害が先行して発生するとされているが，片脚立位時間も減少する．Goldberg らの報告によれば，IGT 症例では，平均 15.2 秒の片脚立位時間であり，対照群の 28.3 秒と比較して有意に減少がみられた[65]．

動的バランスに関しては，timed up and go test（TUG）と DN スコアとの間に相関がみられたとされている（r＝0.71）[65]．Turcot らは，加速度計を用いて DN 合併患者の歩行時の動的バランスを評価した．その結果，DN 合併患者では足関節前後方向，腰部左右方向の加速度が高い値を示し，歩行時の動揺が強いことが推測された[66]．このように DN 合併患者では早期の段階からバランスが障害され，転倒リスクが高まっていることが推測される．DN がどの程度，転倒リスクを高めるかは明確ではないが，筋機能，関節機能も障害されることを考えれば，バランスへの介入は必須である．

④ 歩行能力

DN 合併患者の歩行が，足底負荷量へどのような影響を及ぼすかは前項で記述した．これらの歩行の特徴は，歩幅の減少，歩行速度の低下，歩隔の拡大，両脚支持期の延長，不安定性の増大などであり，歩行機能そのものが低下しているといえる[40]．特に歩隔の拡大，両脚支持期の延長，不安定性の増大などはバランスの不良を反映している可能性がある．詳細に関しては第Ⅳ章の 3 を参照のこと．

2 創傷治療過程における運動機能障害

① 廃用症候群

下肢慢性創傷の治療においては，免荷が重要であるため安静に過ごすことが多く，身体活動量は低下しがちである．治療期間も長期にわたることから廃用症候群の発生は必須であるといえる．このため，創傷治療期においては創傷への介入に加えて，これらの廃用症候群への介入も重要である[3]．筋力低下，筋萎縮，関節拘縮，心肺機能の低下，精神・心理機能の低下などさまざまな廃用症候群が発生する可能性がある．残念ながら，どのような症状がどの程度出現するかについては，詳細なデータは存在しない．しかし，外来治療，入院治療を問わず，荷重量，活動量を減らす方向に治療が行われるため，あらゆる廃用症候群が出現する可能性があるといえるであろう．

② 免荷歩行に伴う歩行能力の低下，転倒

　Armstrong らの報告では，TCC を治療に用いた場合，短靴での治療を行っている症例と比較して 1 日歩数が著しく減少する（600.1 歩/日 vs 1,461 歩/日）[52]．Kanade らの報告でも外来治療中の下肢慢性創傷患者は，1 日平均歩数が 2,742 歩であり，DN 合併患者の 4,409 歩と比較して有意に減少していた．また，歩行スピードも 0.9m/秒と DN 合併患者の 1.1m/秒より低下していた[67]．1 日平均歩数の減少は，身体活動量の低下を反映しており，廃用症候群の要因となっているであろう．歩行スピードの低下は，歩行能力が低下しているととらえられる．下肢慢性創傷患者の歩行能力を調査した Meijer らの報告では，階段昇降動作で通常よりも時間がかかる状況であり，歩行においては歩幅の減少が屋内外を問わず認められた[68]．このように免荷歩行を必要とする下肢慢性創傷患者では身体活動量のみでなく歩行能力そのものが低下する．

　また，免荷歩行では，足底がカットされたフットウェアを用いる場合がある．この場合，すでにバランス能力が低下している下肢慢性創傷患者にとっては非常に転倒リスクが高い状況となる．歩行補助具の選択も含めて適切な転倒リスクの管理が必要である．

③ 生活機能

　廃用症候群や背景疾患の症状により下肢慢性創傷患者では，生活機能も低下する．Ghanassia らの調査では，カッツインデックスを用いて患者の ADL 能力を比較している．その結果，平均 6.5 年の調査で 6 項目中 3 項目しか自立していない症例が 28.1％に及んだと報告した[69]．長期間の経過においては，徐々に生活機能が失われていく疾患であるといえる．また，下肢慢性創傷患者は，社会的孤独，痛み，睡眠，運動機能などに加えて，精神的健康度や社会的な役割などの健康関連 QOL で低下がみられたとされる[70]．これらを鑑みれば，身体機能への介入は単に運動機能の改善を実現するだけでなく，フットケアで救肢を目指すことに加え，その介入を通じて対象者の QOL を改善することが最終的な目的となる．

> **アドバイス**
>
> ✓ 糖尿病足病変における足底負荷量は本項で述べたように局部の関節機能，運動機能が影響を及ぼす．しかし近年，歩行形態の異常が大きな要因の 1 つであるとの認識が急速に広がっている．"歩き方"をどのようにコントロールしていくかが，創傷治癒のためには重要である．

文 献

1) 日本糖尿病学会（編）：糖尿病足病変. 科学的根拠に基づいた糖尿病診療ガイドライン 2013, 南江堂, 東京, 129-140, 2013
2) Perry J et al：ペリー歩行分析—正常歩行と異常歩行—, 原著第2版, 医歯薬出版, 東京, 2-30, 2012
3) 糖尿病足病変に関する国際ワーキンググループ：インターナショナル・コンセンサス糖尿病足病変, 医歯薬出版, 東京, 10-87, 2000
4) Boulton AJM et al：Dynamic foot pressure and other studies as diagnostic and management aids in diabetic neuropathy. Diabetes Care 6：26-33, 1983
5) Bennett PJ et al：Analysis of risk factors for neuropathic foot ulceration in diabetes mellitus. J Am Posiatr Med Assoc 86：112-116, 1996
6) Boulton AJM et al：Abnormalities of foot pressure in early diabetic neuropathy. Diabet Med 4：225-228, 1987
7) McPoil TG et al：The distribution of plantar pressures in American Indians with diabetes mellitus. J Am Podiatr Med Assoc 91：280-287, 2001
8) Yavuz M et al：Temporal characteristics of plantar shear distribution：relevance to diabetic patients. J Biomech 41：556-559, 2008
9) Mueller MJ et al：Plantar stresses on the neuropathic foot during barefoot walking. Phys Ther 88：1375-1384, 2008
10) 佐々木陽平ほか：裸足歩行時に糖尿病患者の足底に作用する力学的負荷量の検討—内外側成分・前後成分に着目して—. 日本下肢救済・足病学会誌 6：66-70, 2014
11) Tortora GJ et al：トートラ人体解剖生理学, 原書7版, 丸善, 東京, 101-109, 2009
12) 金森 晃ほか：糖尿病性神経障害患者における足底胼胝部圧測定と過剰圧軽減の試み. 糖尿病 42：201-207, 1999
13) Pham H et al：Screening techniques to identify people at high risk for diabetic foot ulceration：a prospective multi center trial. Diabetes Care 23：606-611, 2000
14) Frykberg RG et al：Role of neuropathy and high foot pressures in diabetic foot ulceration. Diabetes Care 21：1714-1719, 1998
15) Murray HJ et al：The association between callous formation, high pressures and neuropathy in diabetic foot ulceration. Diabetes Med 13：979-982, 1996
16) Lavery LA et al：Predictive value of foot pressure assessment as part of a population-based diabetes disease management program. Diabetes Care 26：1069-1073, 2003
17) Zimny S et al：The role of limited joint mobility in diabetic patients with an at-risk foot. Diabetes Care 27：942-946, 2004
18) Sinacore DR et al：Neuropathic midfoot deformity：associations with ankle and subtalar joint motion. J Foot Ankle Res 25：11, 2013
19) 河辺信秀ほか：2型糖尿病患者における関節可動域制限が足底圧異常に与える影響. プラクティス 22：569-574, 2005
20) Carine HM et al：Foot pressures, peripheral neuropathy, and joint mobility in Asian and Europid patients with diabetes. FRCP Wounds 23：216-227, 2011
21) D'Ambrogi E et al：Contribution of plantar fascia to the increased forefoot pressures in diabetic patients. Diabetes Care 26：1525-1529, 2003
22) Lavery LA et al：Ankle equines deformity and its relationship to high plantar pressure in a large population with diabetes mellitus. J Am Podiatr Assoc 92：479-482, 2002
23) Orendurff MS et al：An equinus deformity of the ankle accounts for only a small amount of the increased forefoot plantar pressure in patients with diabetes. J Bone Joint Surg 88：65-68, 2006
24) 河辺信秀ほか：健常者における足関節背屈制限が歩行時足底圧へ与える影響—糖尿病足病

変の危険因子に関する検討—. 糖尿病 51：879-886, 2008
25) 河辺信秀ほか：糖尿病足病変における関節可動域制限および claw toe が歩行時足底圧へおよぼす影響. 日本下肢救済・足病学会誌 7：59-64, 2015
26) Boyko EJA et al：prospective study of risk factors for diabetic foot ulcer：the Seattle diabetic foot study. Diabetes Care 22：1036-1042, 1999
27) Bus AB et al：Elevated plantar pressure in neuropathic diabetic patients with claw/hammer toe deformity. J Biomechanics 38：1918-1925, 2005
28) Wen J et al：Adaptive changes of foot pressure in hallux valgus patients. Gait Posture 36：344-349, 2012
29) Koller U et al：Plantar pressure characteristics in hallux valgus feet. J Orthop Res 32：1688-1693, 2014
30) Sacco ICN et al：Medial longitudinal arch change in diabetic peripheral neuropathy. Acta Ortp Bras 17：13-16, 2009
31) Gelber JR et al：Windlass mechanism in individuals with diabetes mellitus, peripheral neuropathy, and low medial longitudinal arch height. Foot Ankle Int 35：816-824, 2014
32) Bus AB et al：Elevated plantar pressure in neuropathic diabetic patients with claw/hammer toe deformity. J Biomechanics 38：1918-1925, 2005
33) Lavery LA et al：Increased foot pressures after great toe amputation in diabetes. Diabetes Care 18：1460-1462, 1995
34) 辻　依子ほか：重症下肢虚血患者における下肢切断レベルによる歩行機能への影響. 日形会誌 30：670-677, 2010
35) Garbalosa JC et al：Foot function in diabetic patients after partial amputation. Foot Ankle Int 17：43-48, 1996
36) Charanya G et al：Effect of foot sole hardness, thickness and footwear on foot pressure distribution parameters in diabetic neuropathy. J Engineering Med 218：431-443, 2004
37) Chao CYL et al：Epidermal thickness and biomechanical properties of plantar tissues in diabetic foot. Ultrasound Med Biol 37：1029-1038, 2011
38) Armstrong DG et al：Variability in activity may precede diabetic foot ulceration. Diabetes Care 27：1980-1984, 2004
39) LeMaster JW et al：Effect of weight-bearing activity on foot ulcer incidence in people with diabetic peripheral neuropathy：feet first randomized controlled trial. Phys Ther 88：1385-1398, 2008
40) James W et al：Diabetic foot biomechanics and gait dysfunction. J Diabetes Sci Technol 4：833-845, 2010
41) 中村隆一ほか：歩行と走行. 基礎運動学, 第 6 版, 医歯薬出版, 東京, 361-395, 2003
42) Zhu H et al：Walking cadence effect on plantar pressures. Arch Phys Med Rehabil 76：1000-1005, 1995
43) Zhu HS et al：Foot pressure distribution during walking and shuffling. Arch Phys Med Rehabil 72：390-397, 1991
44) Mueller MJ et al：Hip and ankle walking strategies：effect on peak plantar pressures and implications for neuropathic ulceration. Arch Phys Med Rehabil 75：1196-1200, 1994
45) Uccioli L et al：Manufactured shoes in the prevention of diabetic foot ulcers. Diabetes Care 18：1376-1378, 1995
46) Bus SA et al：The value of reporting pressure-time integral data in addition to peak pressure data in studies on the diabetic foot：a systematic review. Clin Biomech 28：117-121, 2013
47) Mori T et al：Insole-type simultaneous measurement system of plantar pressure and

shear force during gait for diabetic patients. JRM 24：766-772, 2012

48) 林　久恵ほか. 治療用サンダルの靴底形状加工が歩行時の第1中足骨頭領域にかかる剪断力に及ぼす影響について. 日本下肢救済・足病学会誌 7：9, 2015

49) 日本足の外科学会：https://www.jssf.jp/pdf/term_proposal.pdf（2015年12月2日閲覧）

50) 日本理学療法士協会：http://www.japanpt.or.jp/upload/jspt/obj/files/publiccomment/3_rom_20140612.pdf（2015年12月2日閲覧）

51) Waaijman R et al：Pressure-reduction and preservation in custom-made footwear of patients with diabetes and a history of plantar ulceration. Diabetic Med 29：1542-1549, 2012

52) Armstrong DG et al：Peak foot pressures influence the healing time of diabetic foot ulcers treated with total contact casts. J Rehabil Res Dev 35：1-5, 1998

53) Frykberg RG et al：Challenges in the treatment of chronic wounds. Adv Wound Care 4：560-582, 2015

54) Orr L et al：Off loading of diabetic foot ulcers：the role of the physiotherapist as part of a multidisciplinary team. Diabetic Foot Canada 3：18-22, 2015

55) Youdas JW et al：Partial weight-bearing gait using conventional assistive devices. Arch Phys Med Rehabil 86：394-398, 2005

56) Pérez-Soriano P et al：Nordic walking practice might improve plantar pressure distribution. Res Q Exerc Sport 82：593-599, 2011

57) Aragaki DR et al：Immediate effects of contralateral and ipsilateral cane use of normal adult gait. PMR 1：208-213, 2009

58) Lee JU et al：Analysis of plantar foot pressure during the non-crutch, two-point, and four-point crutch gait performed by healthy volunteers. J Phys Ther Sci 23：489-493, 2011

59) Brown HE et al：A "step-to" gait decreases pressures on the forefoot. J Orthop Sports Phys Ther 28：139-145, 1998

60) Andersen H et al：Muscle strength in type 2 diabetes. Diabetes 53：1543-1548, 2004

61) 野村卓生ほか：2型糖尿病患者の下肢筋力と下肢筋肉量に関する調査　多発神経障害合併の有無別および健常者との比較. 糖尿病 56：S281, 2013

62) Andersen H et al：Atrophy of foot muscles：a measure of diabetic neuropathy. Diabetes Care 27：2382-2385, 2004

63) Trevino SG et al：Use of a torque-range-of-motion device for objective differentiation of diabetic from normal feet in adults. Foot Ankle Int 25：561-566, 2004

64) Nardone A et al：Balance control in peripheral neuropathy：are patients equally unstable under static and dynamic conditions? Gait Posture 23：364-373, 2006

65) Goldberg A et al：Standing balance and trunk position sense in impaired glucose tolerance (IGT) -related peripheral neuropathy. J Neurol Sci 15：165-171, 2008

66) Turcot K et al：Investigation of standing balance in diabetic patients with and without peripheral neuropathy using accelerometers. Clinical Biomechanics 24：716-721, 2009

67) Kanade RV et al：Walking performance in people with diabetic neuropathy：benefits and threats. Diabetologia 49：1747-1754, 2006

68) Meijer WG et al：Quality of life in patients with diabetic foot ulcers. Disabil Rehabili 23：336-340, 2001

69) Ghanassia E et al：Long-term outcome and disability of diabetic patients hospitalized for diabetic foot ulcers：a 6.5-year follow-up study. Diabetes Care 31：1288-1292, 2008

70) Herber OR et al：A systematic review on the impact of leg ulceration on patients' quality of life. Health and Quality of Life Outcomes 5：44, 2007

（河辺　信秀）

IV

身体機能・歩行動作からみた介入

1 フットウェア選択の考え方と実際

1 フットウェアとは

　一般的に"フットウェア"は靴下を含む履物の総称という意味で使われるが，足病変の診療場面では足部に着用する装具も含む場合が多い．

　フットウェアの選択方針は治療を要する足病変の有無によって異なる．足病変がない場合は，潰瘍の新規形成あるいは再発予防の視点からフットウェアを選択し，治療を要する足病変がある場合は，患部の治癒を阻害しないという視点でフットウェアを選択する．

　本稿では足部潰瘍治癒後の再発および潰瘍性・非潰瘍性病変の形成を予防する目的で使用するものを予防用フットウェア，足部潰瘍および小切断術後の治療過程で使用するものを治療用フットウェア（免荷device）として，両者の選択方針について概説する．

2 予防用フットウェアの効果と実際

① 選択の考え方

　予防用フットウェアを選択する際の基本的な考え方は，足に合った靴を選び，足を保護するための靴下を着用することである（図1）．

　表1に靴選択時の確認事項，表2に靴下選択時の確認事項，図2に足病変予防を目的とした靴および靴下の例を示す．

A．足部潰瘍の治療歴がない場合

　フットウェアは，足病変形成予防を目的に使用する．

　対応時に足病変はなくとも，足病変形成リスクが高い対象者（末梢神経障害，末梢循環障害，足趾の変形などを認める場合）は，足底負荷量の集中を回避するためのインソール（足底装具）を使用する．

B．足部潰瘍の治療歴がある場合（足趾欠損なし）

　フットウェアは，治癒後同領域に潰瘍が形成されるのを予防するとともに，患部

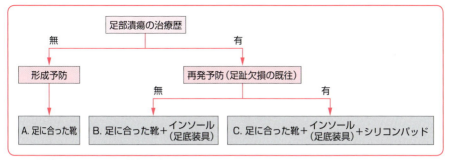

図1 予防用フットウェア選択の流れ

表1 靴選択時の確認事項

靴の先端	☐ 足趾の入る部分（トゥボックス）が高く、靴の中で足趾を自由に動かせる.
	☐ 足趾を曲げた際に足趾の関節面がトゥボックスにあたらない.
踵	☐ 踵部を支持する部分（ヒールカウンター）が硬い.
靴の内側	☐ 内側に縫い目がない.
	☐ インソール（中敷き）が入っている.
	☐ インソール（足底装具）をしっかり支持できる.
	☐ アーチサポートの位置が舟状骨に合っている.
靴底	☐ 踵接地時に衝撃を吸収できる構造になっている.
	☐ つま先とかかとの高さの差が 2〜3 cm である.
靴幅	☐ 第1趾と第5趾の中足骨頭の幅にあっている.
甲	☐ ひも または ベルクロで甲の圧迫を調整できる.

表2 靴下選択時の確認事項

- ☐ 靴下の上縁のゴムの部分がきつくない.
- ☐ 内側に縫い目がない.
- ☐ 吸湿性が高く乾きやすい素材でできている.
- ☐ 色が淡い.

（文献1）より引用）

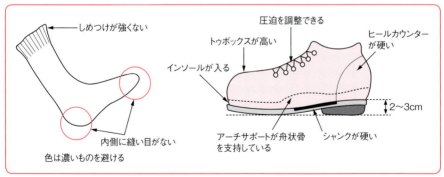

図2 足病変予防を目的とした靴，靴下

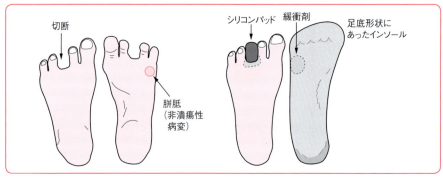

図3 足病変再発予防を目的とした靴（足底装具＋シリコンパッド）

以外の領域に潰瘍性・非潰瘍性病変の新規形成を予防する目的で使用する．

潰瘍治癒直後の組織は脆弱であり，潰瘍形成前には耐えられた負荷強度に耐えられず，組織の損傷を起こしやすい状態であることが指摘されているため[2]，治癒直後は十分に負荷量を軽減できるインソールを使用する．また，足趾間に胼胝が形成されている場合は，シリコン製足趾装具を使用することで潰瘍形成予防効果が得られることが報告されている[3]．

潰瘍の再発予防に向けたインソールは，着用時最大圧を200 kPa以下に調整することが提案されている[4]．

C. 足部潰瘍の治療歴がある場合（足趾欠損あり）

フットウェアは，足趾喪失（切断）に伴う変形や足底負荷の不均衡による足底胼胝の形成・増悪を予防する目的で使用する．

足趾欠損部位は，シリコンパッドを使用して足趾の変形を予防する．また，足趾欠損に伴い足底に負荷が集中することがあるため，足底胼胝が形成されている領域の負荷量軽減に向けたアーチサポートや患部領域に緩衝作用を持つ素材を組み込んだモールドインソールを使用する（図3）．

② 適用時の注意

A. 靴について

足関節の背屈制限がある場合，前足部の足底圧が高くなることが指摘されており[5〜7]，インソールに加えて，アウトソールの形状を考慮し，前足部の負荷量を軽減する．アウトソールにロッカー加工を施す場合は，外底を補高しピボットポイント（靴底が床から離れる点）を決めて前足部の外底が反りあがった形状に仕上げる．ロッカーソールの角度は外底の厚さに規定されるため，補高が不十分な場合はロッ

カー機能が発揮されず，除圧効果も期待できない．しかし，補高しすぎると重心の位置が高くなり，歩行安定性が損なわれることがあるため，アウトソール加工時は除圧効果と併せて対象者の歩行安定性を評価する必要がある．

糖尿病神経障害（diabetic neuropathy：DN）がある場合，足底負荷の集中を患者自身が自覚できないため，足底負荷量を測定するなど，可能な限り客観的に評価する．足趾欠損がある場合は，欠損領域周囲に注意が向けられるが，対側の前足部圧が相対的に高くなることも指摘されているため[8]，対側のフットウェアの適合も確認が必要である．

B．靴下について

足趾間を清潔に保つために5本指ソックスが使用されることが多いが，足趾間（4箇所）に線維が2枚ずつ重なって入るため，足趾の可動域制限があり，足趾間が狭い場合や前足部に十分余裕がない靴を履く場合は足趾の血流を阻害してしまう可能性がある．DNを有する症例に適応する場合は注意が必要である．

③ 効 果

フットウェアによる足底潰瘍の再発予防効果を検証した先行研究では[9]，対象者の67.6％は最大圧（≧200 kPa）が中足頭領域で検出されており，当該領域の圧はインソールの表面材張り替えとトランスメタタルサルバーの加工を併用することで24％軽減すること，またアウトソールにピボットポイントを調整しロッカー加工を行うことで8.5％軽減することが確認されている．DNを有する症例を対象とした先行研究では，ロッカー加工を施された靴は，前足部外側領域で16〜24％除圧可能であることが確認されている[10]．

足部の痛みを有する糖尿病患者61例（足趾上腕血圧比＜0.75）を対象としたランダム化比較試験にて[11]，カスタムメイドフットウェア（足底形状に合わせたインソールを組み込んだウォーキングシューズ）着用群と対照群（フラットインソールを内装したウォキングシューズ着用群）はともに8ヵ月後に足の痛み（visual analogue scaleの変化量の平均値）は改善したが，群間に差はみられなかった．足の痛みが改善した要因として，BMI，研究参加前に不適切な靴を着用していたことが検出され，体重コントロールとともに適切なフットウェアを選択する必要性が示唆されている．

1週間以上前，4ヵ月以内に中足骨頭領域の潰瘍が完治した糖尿病患者150例（DNあり）を対象としたランダム化比較試験にて[12]，中足骨頭下の除圧を目的に作製されたインソール着用群は対照群（保険償還対象のインソール着用群）と比較し，180日後の潰瘍再発率が有意に低かった．対照群の潰瘍再発は1週間以内に確認

される頻度が高く，治癒後早期に適切な除圧を行う必要性が示唆されている．

　足底潰瘍治癒後の糖尿病患者 171 例（DN あり）を対象としたランダム化比較試験[13]にて，除圧特性を改良したカスタムメイドフットウェア着用群の潰瘍再発率を対照群（通常のカスタムメイドフットウェア着用群）と比較した結果，intention to treat 解析では群間に差はみられなかったが，着用率の高い症例（1 日の歩数の 80％以上着用）のみを対象に解析を行った場合は，群間に有意差がみられた．潰瘍再発予防には除圧効果の高いフットウェアを選択することに加えて，アドヒアランスを高く保つ必要性が示唆されている．

④ 限界と課題

- フットウェア着用による足底潰瘍再発予防効果については複数の報告がある一方で，足底潰瘍治療歴のない対象者の潰瘍形成予防効果に関する報告は少なく，不明な点が多い．
- フットウェア着用のアドヒアランスを高めるために，対象者に受け入れられる色や形状のフットウェアを作製すること，処方されたフットウェアを着用するための動機づけや教育を行うこと，フットウェアを着用しない場合に対象者に警告する仕組みを導入することなどが課題となる[13]．
- 足潰瘍再発予防に向けた足底圧軽減目標値について検討がなされているが，使用する測定器の空間分解能，測定可能範囲，測定値の抽出方法や較正方法の違いによって圧負荷の検出感度が異なることをふまえて[14]，先行研究の所見を活用する必要がある．
- DN 合併患者は，足底圧に加え，足底に水平方向に作用する力（せん断力）も高いこと[15]，最大圧が検出される領域とせん断力が高い領域は異なるため[16]，双方の測定値を考慮することが潰瘍形成予防に役立つことが報告されている[17]．フットウェアの選択にあたり活動時に足底にかかる圧およびせん断力を測定することが望ましいが，既存の測定器は研究目的での使用に限られているため，測定器の実用化が課題となる．
- 足病変形成予防目的でフットウェアを着用する必要性が周知されておらず，フットウェアの着用が潰瘍形成予防に寄与する可能性が高い対象者を検出する機会は極めて少ないため，再発後あるいは形成後に初めてフットウェアの見直しが行われているのが実情である．したがって，冷感，足趾の変形，治癒しない非潰瘍性病変（胼胝，亀裂など）の有無を確認し，末梢循環障害や末梢神経障害の評価を定期的に行う仕組みづくりが必要である．

> **アドバイス**
>
> ✓ 予防用のフットウェアとして，コンフォートシューズとモールドインソールの併用が有効であることが報告されている．モールドインソールは足底装具として保険償還の対象となるため，医師の処方により作製される．
>
> 　退院などにより対象者の活動量が変化する時期は，足関節の可動域の変化に伴う歩容や足底負荷量の変化が生じやすいため，作製を見合わせ，活動量や関節可動域に変化がみられなくなった段階で作製するとよい．

3 治療用フットウェア（免荷 device）の効果と実際

① 選択の考え方

　治療用フットウェアは免荷（オフローディング）device とも呼ばれ，治療過程で患部を保護する役割を担う．複数の device が開発されており，着用時の負荷軽減効果も 16％から 87％と幅があるため[18]，2014 年に "evidence-based consensus guideline" が発表された[19]．

　わが国で使用できる免荷 device は限定されており，海外の研究所見をわが国の臨床で適用するには限界があるが，糖尿病足病変の治療に向けた免荷 device の活用の基本的な考え方としては，DN の重症度を確認したうえで，患部の位置や治療経過および易感染性であることを考慮し，潰瘍が増悪した際にも対応が可能なものを選択するとよい．

　治療用フットウェア選択の流れを図 4 に示す．保存的な治療が行われている場合は，基本的に治療用サンダルを活用し，患部にかかる負荷量を軽減する．足趾，前足部あるいは踵の部分切断後や足底切開後の術創を有する場合は，患部（縫合部）の免荷を確実にできるトータルコンタクトキャスト（total contact cast：TCC）が使用される．しかし，TCC の適応がない場合は治療用サンダルと歩行補助具の併用や車椅子の使用など，確実に患部を免荷できる方法を選択する．

A．術創・足底潰瘍がない場合

　足底潰瘍や術創がなく，潰瘍が足背（足趾背側）部に形成されている場合は，固定ベルトが患部に触れない形状の治療用サンダルを選択し，潰瘍が足の側面に形成されている場合は，サンダルの内側に表面剤（プラスタゾートなど）を貼り，潰瘍の形状に合わせて表面剤を切り抜いて患部を圧迫しないような加工を施して，着用する（図 5）．

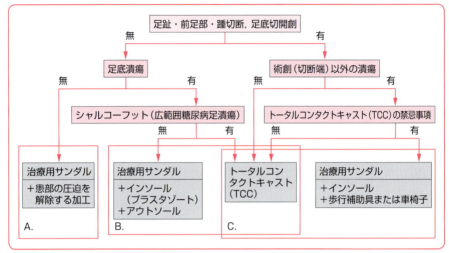

図4 治療用フットウェア選択の流れ

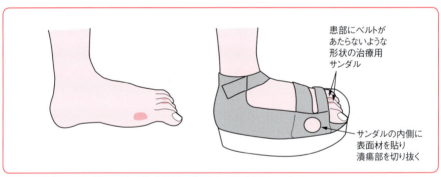

図5 足背部や足の側面の潰瘍治療過程で使用する治療用サンダル

B. 足底潰瘍を有する場合

　足底部に潰瘍が形成されている場合は，治療用サンダルに加工したインソールを併用するとともに，可能であればアウトソールの加工を併せて行い，患部にかかる床反力をできるだけ小さくするよう調整する（図6）．
　シャルコー変形に伴う足底潰瘍や広範囲におよぶ糖尿病足潰瘍はTCCの適応となる．

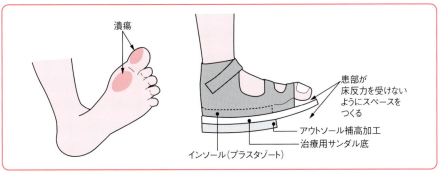

図6 足底潰瘍治療過程で使用する治療用サンダル，インソール，アウトソール

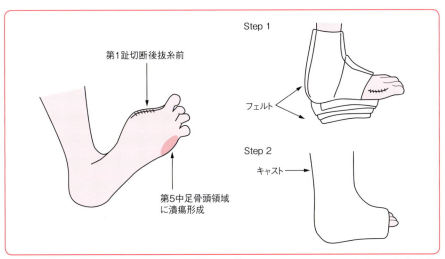

図7 足部の部分切断後や足底切開後の治療過程で使用するトータルコンタクトキャスト（TCC）
術創および足底潰瘍形成部が圧迫されないようフェルトを固定し（step 1），キャストを巻く（step 2）．

C．足趾，前足部あるいは踵の部分切断後や足底切開後の術創を有する場合

患部（縫合部）の免荷を確実に行うための免荷 device として TCC が推奨されている．TCC では患部に負荷がかからないようフェルトを重ねた上からギプスを巻き，足関節を機能的肢位で固定する（図7）．自分で着脱ができないため，着用率が問題とならず良好な治療成績が得られることが検証されているが，適応の有無は事前に確認する必要がある（表3）．

表3 トータルコンタクトキャスト(TCC)の適応と禁忌

適応	禁忌
□ 対象者の同意が得られている.	□ 活動性感染がみられる創.
□ 治癒に必要な血流が供給されている創.	□ デブリドマンが必要な創.
□ シャルコー変形に伴う足潰瘍.	□ 骨,腱,関節包に達する創.
□ 足部の外科手術後.	□ 重篤な虚血.
	□ ギプス素材へのアレルギー.
	□ 極端な変形.

TCCの適応がない場合は治療用サンダルと歩行補助具の併用や車椅子の使用など,確実に患部を免荷できる方法を選択する.

② 適用時の注意

　A．TCCについて

　足趾,中足骨頭部などの部分切断は下腿切断,大腿切断の危険因子であり[20],中足骨頭切断後,再切断施行までの日数については17日[21],21日[22]と報告されている.また中足骨頭切断後,48%の症例が皮膚損傷を経験しており,中足骨頭切断術後に大切断が必要となった症例の58%は1ヵ月以内に再手術が行われていたことを考慮すると[23],術後急性期は活動に伴う患部周囲の皮膚損傷を予防するため,患部周囲を保護する必要がある.

　足病変の閉創術後早期よりTCC着用下で荷重を開始し,平均11.6日で術後自立歩行を獲得できたこと,また足関節を8°背屈位でキャストを巻き,1～2週間に1度キャストを巻き直す際に足関節可動域練習を実施することで約70%の症例は可動域低下を予防できたことが報告されていることから[24],対象者にとって最善の治療成果が得られるよう職種間で連携することが重要である.

　B．治療用サンダルについて

　治療用サンダルは免荷deviceとして使用される頻度が高く[25],足底圧が集中する領域の支持面を抜いて使用するインソールと組み合わせて使用することで,一般的な靴着用時と比較し51%圧を軽減できることが報告されている[26].足関節背屈制限や体重などの条件が重なることで,インソールの支持面を抜いた領域に圧が集中してしまうことがあるため[27],可能な限り患部にかかる負荷を測定する.

③ 効果

　A．TCCについて

　糖尿病足潰瘍の治療過程で足圧を軽減する介入に関するシステマティックレビュー[28]には,TCC着用群は,ドレッシングのみの群と比較し潰瘍治癒期間が有

表4 トータルコンタクトキャスト（TCC）の効果一覧表

著者	雑誌	発行年	対象者数	治癒率	治癒までの期間
Mueller NJ et al[29]	Diabetes Care	1989	TCC 21 TDT 19	90.5%(19/21) 31.6%(6/19)	42 ± 29（日） 65 ± 29（日）
Armstrong DG et al[30]	Diabetes Care	2001	TCC 19 RCW 20 HS 24	89.5%(17/19) 65.0%(13/20) 58.3%(14/24)	33.5 ± 5.9（日） 50.4 ± 7.2（日） 61.0 ± 6.5（日）
Mueller NJ et al[31]	J Bone Joint Surg	2003	TCC 33 ATL 31	87.9%(29/33) 100%(31/31)	40.8 ± 28.1（日） 57.5 ± 47.0（日）
Armstrong DG et al[32]	Diabetes Care	2005	iTCC 23 RCW 27	≦12週 82.6%(19/23) 51.9%(14/27)	41.6 ± 18.7（日） 58.0 ± 15.2（日）
Katz IA et al[33]	Diabetes Care	2005	TCC 20 iTCC 21	≦12週 74% 80%	74 ± 45（日） 80 ± 41（日）
Piaggesi A et al[34]	Diabetes Care	2007	TCC 20 ODW 20	≦12週 95.0%(19/20) 85.0%(17/20)	6.5 ± 4.4（週） 6.7 ± 3.7（週）
Lavery AL et al[35]	Int Wound J	2014	TCC 23 Hs 23 SW 27	69.6%(16/23) 43.5%(10/23) 22.2%(6/27)	5.4 ± 2.9（週） 8.9 ± 3.5（週） 6.7 ± 4.3（週）

TCC：total contact cast，TDT：traditional dressing treatment，RCW：removable cast walker，HS：half shoe，ALT：achilles tendon lengthening，iTCC：instant total contact cast，ODW：optima diab device，Hs：healing sandal，SW：shear-reducing foot bed

意に短く，治療過程で感染も認められなかったこと，TCCと治療用フットウェアの比較では，メタアナリシスにて有意差はみられなかったものの，TCCは治療用フットウェアよりも潰瘍治癒率が高いことを示す複数の研究が存在することが明記されている．

糖尿病足潰瘍の治癒に向けた免荷の推奨事項に関する合意声明には[29]，TCCを使用することで糖尿病足底潰瘍の治療成績，費用対効果ともに最良の結果が得られることが明記されている．

TCCの治療成績を検証したランダム化比較試験の結果を表4に示す．また，表中に出てくる装具やサンダルを図8に示す．

B．治療用サンダルについて

後足部で床反力を受けるアウトソール形状の治療用サンダル（forefoot offloading shoes：FOS，図9）は，一般的な靴と比較し前足部圧を51～58％軽減できる一方，着用時の快適さは10を最高点とすると，一般的な靴8.7に対しFOSは2.7～5.9であり，アドヒアランスに影響を与えている可能性が指摘されている[36]．

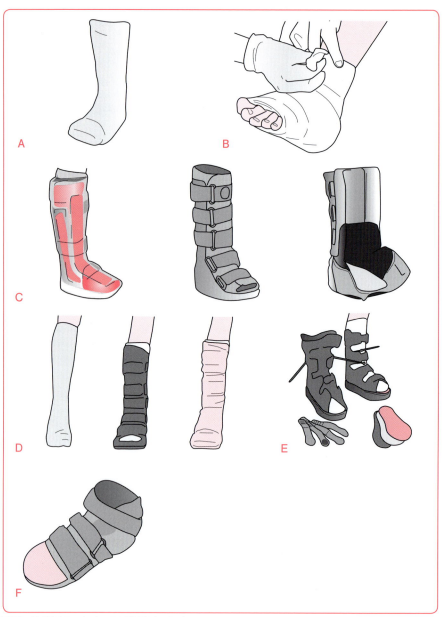

図8 治療用フットウェア（免荷 device）
A：TCC（total contact cast），**B**：TDT（traditional dressing treatment），**C**：RCW（removable cast walker），**D**：iTCC（instant total contact cast；RCW の上からバンデージで固定），**E**：ODW（optima diab device），**F**：Hs（healing sandal）

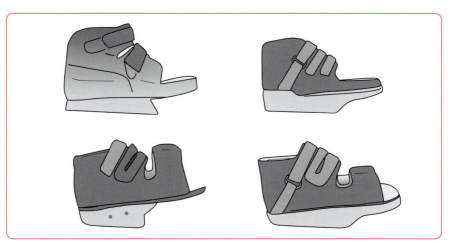

図 9 前足部の負荷量軽減（床反力解除）を目的とした治療用サンダル

④ 限界と課題

- 米国の創傷登録研究では[25]，糖尿病足潰瘍治療の外来受診記録（221,192 件）のうち，免荷に関する記述はわずか 2.2％のみであり，使用された免荷 device の内訳は治療用サンダル（36.8％），TCC（16.0％），靴の改良（13.3％），その他（10％以下の複数の device）であったことが確認されており，潰瘍治療過程で適切な免荷を行うことが課題となっていることが示されている．
- オーストラリアの足病医を対象にした調査[37]では，前足部潰瘍に対しては 94％，母趾の潰瘍に対しては 91％の足病医が患部をフェルトで保護したドレッシングに治療用サンダルまたはフットウェアを組み合わせて使用していることが確認されており，エビデンスレベルが高い免荷 device が必ずしも臨床で使用頻度が高いわけではないことが示されている（gap in evidence）．
- わが国の足病変の診療においても免荷は十分に行われていないのが実情である．今後は，足病変の治療過程での適切な治療用フットウェアの使用に向け，治療成果の蓄積・共有を積極的に進めていくことが課題となる．

アドバイス

✓ 本項では治療過程で使用するフットウェア（免荷 device）の選択の流れを提示したが，臨床で免荷 device を使用する際には，対象者の身体機能，活動量および生活環境を考慮し，適切なものを選択する必要がある．

例えば，足趾切断後の術創を有する場合は TCC の良い適応であるが，対象者が高齢であり，併存疾患の影響などで歩行量が少なく，座位時間が多い場合は，足関節機能の低下（可動域制限，筋力低下）や下肢の浮腫を回避することも治療過程で課題となる．このような場合は，TCC を着用する代わりに，患部をフェルトで保護し，治療用サンダルを併用することで下肢機能を維持するほうがよいかもしれない．

また，治療用サンダルのアウトソールを加工することで，患部の負荷軽減効果が得られるが，深部感覚障害の進行や下肢筋力の低下がみられる場合は，歩行の安定性が損なわれることがある．このような対象者には，アウトソールの加工は行わず，治療用サンダルと歩行補助具を併用するほうが現実的かもしれない．

下肢機能や生活環境に関する情報は，足病変の診療に携わるすべての職種で共有することが望ましく，最適なフットウェアを選択することが大切である．

文献

1) 桜井寿美：靴の身体への影響とフットウェア．はじめよう！ フットケア，第3版，日本フットケア学会（編），日本看護協会出版，東京，192-198，2013
2) Mueller MJ et al：Tissue adaptation to physical stress：a proposed "physical stress theory" to guide physical therapist practice, education, and research. Phys Ther 82：383-403, 2002
3) Scirè V et al：Effectiveness and safety of using Podikon digital silicone padding in the primary prevention of neuropathic lesions in the forefoot of diabetic patients. J Am Podiatr Med Assoc 99：28-34, 2009
4) Waaijman R et al：Risk factors for plantar foot ulcer recurrence in neuropathic diabetic patients. Diabetes Care 37：1697-1705, 2014
5) 河辺信秀ほか：健常者における足関節背屈制限が歩行時足底圧へ与える影響—糖尿病足病変の危険因子に関する検討—．糖尿病 51：879-886, 2008
6) Raspovic A：Gait characteristics of people with diabetes-related peripheral neuropathy, with and without a history of ulceration. Gait Posture 38：723-728, 2013
7) Barn R et al：Predictors of barefoot plantar pressure during walking in patients with diabetes, peripheral neuropathy and a history of ulceration. PLoS One 10：e0117443. doi：10.1371/journal.pone.0117443. eCollection 2015
8) 大塚未来子ほか：小切断患者の歩行特性とリスクについて．日本下肢救済・足病学会誌 6：167-171, 2014
9) Arts ML et al：Data-driven directions for effective footwear provision for the high-risk diabetic foot. Diabet Med 32：790-797, 2015
10) Hsi WL et al：Evaluation of rocker sole by pressure-time curves in insensate forefoot during gait. Am J Phys Med Rehabil 83：500-506, 2004
11) Burns J et al：Randomized trial of custom orthoses and footwear on foot pain and

plantar pressure in diabetic peripheral arterial disease. Diabet Med 26：893-899，2009
12) Ulbrecht JS et al：Prevention of recurrent foot ulcers with plantar pressure-based in-shoe orthoses：the CareFUL prevention multicenter randomized controlled trial. Diabetes Care 37：1982-1989，2014
13) Bus SA et al：Effect of custom-made footwear on foot ulcer recurrence in diabetes：a multicenter randomized controlled trial. Diabetes Care 36：4109-4116，2013
14) Owings TM et al：Plantar pressures in diabetic patients with foot ulcers which have remained healed. Diabet Med 26：1141-1146，2009
15) 佐々木陽平ほか：裸足歩行時に糖尿病患者の足底に作用する力学的負荷量の検討─内外側成分・前後成分に着目して─．日本下肢救済・足病学会誌6：66-70，2014
16) Yavuz M：American society of biomechanics clinical biomechanics award 2012：plantar shear stress distributions in diabetic patients with and without neuropathy. Clin Biomech 29：223-229，2014
17) Yavuz M et al：Peak plantar shear and pressure and foot ulcer locations：a call to revisit ulceration pathomechanics. Diabetes Care 38：e184-185，2015
18) Cavanagh PR et al：Off-loading the diabetic foot for ulcer prevention and healing. J Vasc Surg 52：37S-43S，2010
19) Snyder RJ et al：The management of diabetic foot ulcers through optimal off-loading：building consensus guidelines and practical recommendations to improve outcomes. J Am Podiatr Med Assoc 104：555-567，2014
20) Shojaiefard A et al：Independent risk factors for amputation in diabetic foot. Int J Diab Dev Ctries 28：32-37，2008
21) 佐々木綾菜ほか：下肢の小切断術後における同側下肢喪失の危険因子の検討．日本下肢救済・足病学会誌7：168-172，2015
22) Anthony T et al：Transmetatarsal amputation：assessment of current selection criteria. Am J Surg 192：e8-11，2006
23) Mueller MJ et al：Incidence of skin breakdown and higher amputation after transmetatarsal amputation：implications for rehabilitation. Arch Phys Med Rehabil 76：50-54，1995
24) 松本健吾ほか：Total Contact Castを応用した術後早期リハビリの取り組み．日本下肢救済・足病学会誌6：56-65，2014
25) Fife CE et al：Diabetic foot ulcer off-loading：the gap between evidence and practice：data from the US wound registry. Adv Skin Wound Care 27：310-316，2014
26) Raspovic A et al：Reduction of peak plantar pressure in people with diabetes-related peripheral neuropathy：an evaluation of the DH pressure relief shoe. J Foot Ankle Res 5：25 2012
27) 林　久恵：足病変の病期に応じたリハビリテーション─装具の選択と理学療法実施上の注意点─．日本下肢救済・足病学会誌5：163-170，2013
28) Lewis J et al：Pressure-relieving interventions for treating diabetic foot ulcers. Cochrane Database Syst Rev 1：CD002302，2013
29) Mueller NJ et al：Total contact casting in treatment of diabetic plantar ulcers：controlled clinical trial. Diabetes Care 12：384-388，1989
30) Armstrong DG et al：Off-loading the diabetic foot wound. Diabetes Care 24：1019-1022，2001
31) Mueller NJ et al：Effect of Achilles tendon lengthening on neuropathic plantar ulcers. J Bone Joint Surg 85：1436-1445，2003
32) Armstrong DG et al：Evaluation of removable and irremovable cast walkers in the

healing of diabetic foot wounds. Diabetes Care 28：551-554, 2005
33) Katz IA et al：A randomized trial of two irremovable off-loading devices in the management of plantar neuropathic diabetic foot ulcers. Diabetes Care 28：555-559, 2005
34) Piaggesi A et al：An off-the-shelf instant contact casting device for the management of diabetic foot ulcers. Diabetes Care 30：586-590, 2007
35) Lavery AL et al：Randomised clinical trial to compare total contact casts, healing sandals and a shear-reducing removable boot to heal diabetic foot ulcers. Int Wound J 2014
36) Bus SA et al：Plantar pressure relief in the diabetic foot using forefoot offloading shoes. Gait Posture 29：618-622, 2009
37) Raspovic A et al：A survey of offloading practices for diabetes-related plantar neuropathic foot ulcers. J Foot Ankle Res 7：35 2014

（林 久恵）

2 運動機能への介入

1 糖尿病神経障害（DN）による運動機能の低下

① 関節可動域制限

　糖尿病患者では，肩関節周囲炎，腱板断裂，デュプイトラン拘縮，ばね指，上肢の関節症や下肢におけるアキレス腱障害，足底筋（腱）膜炎が好発し，関節可動域制限を引き起こしやすいことが知られている[1]．

　肩関節周囲炎は健常者での発症率は2〜5％である一方で，糖尿病患者では5〜30％が発症するとされている[2,3]．特発性もしくは外傷や心血管疾患，脳卒中の2次的な発症として考えられているが，糖尿病罹患歴や年齢，血糖コントロールの状態と相関があるとも報告されている[3]．また，発症者の60％は完全に治癒する一方で，35％は軽度から中等度，5％は重症化するとされている[4]．腱板断裂における健常者の発症率は60歳代で0〜15％，80歳代で30〜50％であるが，糖尿病患者では健常者の5倍以上となることが知られており，さらに断裂後の再建術後には，糖尿病患者では再断裂の発症率が高く，肩関節の高度の関節可動域制限が出現すると報告されている[5]．そのほかの上肢の関節症の発症率においては，健常者では4〜20％であるのに対し，糖尿病患者では8〜50％が発症し[6]，デュプイトラン拘縮の発症率は，健常者で13％であるのに対し，糖尿病患者では20〜63％が発症する[7]．さらに，ばね指の発症率は，健常者で1〜2％，糖尿病患者で5〜15％が発症し，インスリン依存の患者では症状が重度となることが報告されている[4]．

　一方，炎症，疼痛，肥厚，腫脹を主徴とするアキレス腱障害（Achilles tendinopathy），足底筋膜炎の下肢症状は足関節，足部の可動域制限をきたし，日常生活に影響を与えるだけでなく，糖尿病性の足潰瘍を誘発するリスクとなりうる[8]．

　糖尿病患者におけるアキレス腱や足底筋膜は，1型・2型糖尿病にかかわらず組織の肥厚を認め，糖尿病の3大合併症がなくても肥厚することがわかっている[1]．また，アキレス腱障害と足底筋膜炎の同時合併で足関節可動域制限は増加することが明らかとなっており[1]，アキレス腱，足底筋膜の肥厚に対して最も影響する因子

は過使用とされている[1]．組織の肥厚は BMI と正の相関があることから[9]，脂肪組織の内分泌作用だけでなく過体重がアキレス腱や足底筋膜への負荷を増大させているものと考えられる[1]．足部の関節可動域制限は，そのほか虫様筋，骨間筋群などの内在筋の機能低下にも影響するものと考えられている[10]．加えて，糖尿病患者では足関節，第 1 中足趾節関節における関節可動域制限が顕著であるが，糖尿病神経障害（diabetic neuropathy：DN）のような糖尿病合併症によってさらに関節機能を低下させ，関節可動域制限を増悪させるとされている．足関節背屈可動域では，糖尿病がない対照群では $9.5 \pm 3.7°$，糖尿病群では $7.3 \pm 4.4°$，DN 群では $5.7 \pm 4.6°$ と有意に低下し，第 1 中足趾節関節では，糖尿病がない対照群では $46.6 \pm 15.6°$，糖尿病群では $54.3 \pm 11.3°$，DN 群では $54.5 \pm 10.1°$ と低下している[11]．また，腓骨神経伝導速度，脛骨伝導速度と足部変形スコアに負の相関が認められており，DN が足部変形に影響を及ぼすことが示唆されている[12]．

このような足関節，足部の関節可動域制限は歩行立脚時における足部上の下腿の前傾を抑制し，中足骨頭における過剰な荷重ストレスがかかり，足潰瘍の原因となりうる（詳細は第Ⅲ章を参照）．潰瘍の発生から切断に至ってしまう可能性もあり，関節可動域制限の予防・改善が必須であると考えられる．

このように糖尿病患者ではさまざまな関節疾患をきたしやすく，関節可動域制限を引き起こしやすいことが明らかとなっているが，関節疾患を引き起こすメカニズムは完全には明らかとなっていない．現在のところ，過剰な糖代謝副産物が関節組織のコラーゲン線維の架橋を増加させ，関節の構造と機能を変化させると考えられており，免疫・生化学・内分泌変化とともに過負荷，炎症，外傷，機械的な衝突，遺伝にも影響されると考えられている[1]．

② 筋力低下

糖尿病患者は DN を合併しなくても筋力が低下していることが明らかとなっている（表1）．1 型糖尿病患者 56 例を対象とした調査では，足関節背屈筋力で 21％，膝関節伸展筋力で 16％，膝関節屈曲筋力で 17％の低下をきたしていると報告しており[13]，2 型糖尿病患者 36 例を対象とした調査では，足関節背屈筋力で 14％，足関節底屈筋力で 17％，膝関節屈曲筋力で 14％の低下がみられたとしている[14]．さらに，糖尿病患者は加齢に伴う筋力の低下率が大きく，"The Health ABC Study" では，70〜79 歳で糖尿病がない 2,047 例，登録時に糖尿病が診断されていなかった未診断の糖尿病患者 226 例，すでに診断されていた糖尿病患者 402 例を 5 年間追跡し，二重エネルギーX線吸収法（dual-energy X-ray absorptiometry：DXA 法）で測定した四肢の筋量を計測したところ，糖尿病がない群よりも糖尿病群で年間の

表1 糖尿病患者の筋力低下

著者	対象	方法	結果
Andersen ら[13]	1型糖尿病患者（DN合併患者を含む）56例 対照群 56例	等速性筋力を群間で比較	1型糖尿病患者で膝関節伸展筋力16％，膝関節屈曲筋力17％，足関節背屈筋力21％低下
Andersen ら[14]	2型糖尿病患者（DN合併患者を含む）36例 対照群 36例	等速性筋力を群間で比較	2型糖尿病患者で膝関節屈曲筋力14％，足関節背屈筋力14％，足関節底屈筋力17％低下
Andersen ら[16]	1型糖尿病患者 DNあり8例 DNなし8例	等速性筋力を群間で比較	DN合併患者で膝関節伸展筋力26％，足関節背屈筋力41％低下

DN：糖尿病神経障害

表2 糖尿病患者とバランス障害・転倒との関連性

著者	対象	方法	結果
Schwartz ら[17]	糖尿病患者 622例 対照群 8,620例	2年間の前向きコホート研究において転倒歴を聴取	オッズ比 非インスリン治療患者 2.78 インスリン治療患者 1.68
Patel ら[20]	糖尿病患者 150例	横断研究において転倒による骨折歴を聴取	転倒歴あり群はなし群と比較して有意に高い振動覚閾値
Agrawal ら[26]	糖尿病患者 1,136例	横断研究による前庭機能検査と転倒歴の関係を調査	前庭機能障害を有する糖尿病患者では前庭機能障害のない糖尿病患者と比較して転倒リスクが2.3倍

減少率が大きく，また未診断の糖尿病群でより減少率が大きかったと報告している[15]．

このように糖尿病は筋力低下をきたすリスクファクターとして考えられているが，DNを合併すると，膝関節伸展筋力で26％，足関節背屈筋力で41％の低下がみられるとしており，DNが筋力低下を加速させることが明らかとなっている[16]．これらの筋力低下は上肢よりも下肢で顕著であり，筋断面積においても下肢末梢部で有意に低下していることから[16]，多発神経障害の特徴と合致する．DNと筋力低下は負の相関があり，DNが重度となるにしたがって筋力低下が著しいと考えられている[13, 14]．

③ バランス障害

糖尿病患者ではバランス障害をきたしやすく，転倒が多いことが明らかとなっている（表2）．高齢の糖尿病患者の18～78％が1年間で転倒し，糖尿病がない人と

比較すると1.5〜3倍転倒しやすいことが知られている[17,18]．糖尿病患者のなかでも，インスリン治療患者の転倒リスクは2.78倍，非インスリン治療患者では1.68倍となることから，インスリン治療患者では転倒リスクが高まることがわかっている[17]．さらに，DNは転倒と密接な関連性が示唆されており[19,20]，重度の多発神経障害は外傷を伴う転倒と関連し[19]，1年間に転倒を経験していない糖尿病患者と比較して，転倒している糖尿病患者ではDNの発症頻度が有意に高かったとしている[21]．DNは転倒および外傷の独立したリスクファクターとして考えられており，DNがあると，ない患者と比較して転倒リスクが23倍以上，外傷リスクが15倍以上であるとされている[22]．

　DN合併患者の転倒における最も重要なリスクファクターはバランス障害であることが知られている[23]．Ghanavatiらは，神経障害がない糖尿病患者と比較して，DN合併患者ではバランス能力と協調性が有意に低下しているとしている[24]．バランス能力には，前庭機能，視力，固有感覚，下肢筋力，関節可動域などの多要因が関連するが，DN合併患者におけるバランス障害には，固有感覚，前庭機能，下肢筋力の低下が主に影響していると考えられている[25]．DNは固有感覚に影響を与えるが，近年，糖尿病患者では前庭機能も低下していることが報告されている[26]．前庭機能の低下をきたす糖尿病患者の転倒リスクは前庭機能の低下がない糖尿病患者と比較して2.3倍となる[26]．これら固有感覚や前庭機能の低下は，突然の姿勢変化に対する反応時間の遅延や姿勢保持の不安定性を増強させ[27,28]，バランス障害の要因となる[29]．

　また，転倒者では，足関節可動域制限，足関節周囲筋力の低下がみられており，足関節背屈筋力の低下，DNの程度が転倒の予測因子として報告されている[21]．転倒は骨折の発症率を高め，リハビリテーション期間を遅延し，再転倒率を上昇させる．それゆえ，生活の質を低下させるとともに，早期死亡率を高めてしまうため[30,31]，DN合併患者におけるバランス障害の予防・改善が必要不可欠である．

2 糖尿病神経障害（DN）合併患者の運動機能低下に対する介入のエビデンス

　DNに関する各運動機能の発症・進行を予防するには，DNの進行を予防することが必須である．1型糖尿病患者を対象とした介入試験では，血糖コントロールが良好であった強化療法群において60％も発症率が抑制され[32]，2型糖尿病患者を対象とした研究においても，強化療法群においてDNの発症が抑制されていること

表3 運動機能低下に対する介入のエビデンス

介入目的	著者	対象	方法	結果
関節可動域制限	Dijsら[37]	DN合併患者1例	10週間の足関節,足部に対して可動域運動を実施	介入期間は可動域が改善
	Goldsmithら[38]	糖尿病患者19例 介入群 9例 対照群 10例	足部の自動・他動運動を1ヵ月実施	足底圧 介入群 4.2％減少 対照群 4.4％増加
筋力低下	Castanedaら[42]	2型糖尿病患者62例 介入群 31例 対照群 31例	60～80％強度のレジスタンス運動を16週間実施	全身筋力 介入群 34％増加 対照群 15％減少
	Ottermanら[48]	糖尿病患者22例（DN合併患者12例）	40～65％強度の有酸素運動とレジスタンス運動を12週間実施	膝伸展筋力 介入前 136.4N 介入後 150.4N
バランス障害	Alletら[57]	DN合併患者71例 介入群 35例 対照群 36例	バランス練習,階段昇降練習,立ち上がり練習を12週間実施	介入群で動的バランスが有意に改善
	Kruseら[60]	DN合併患者79例 介入群 41例 対照群 38例	下肢レジスタンス運動とバランス練習を12ヵ月実施	片脚立位保持時間は延長したが,timed up & go testは有意差なし

DN：糖尿病神経障害

から[33],血糖コントロールを良好にすることが必要不可欠である.また,各運動機能の低下に対する介入結果がいくつか報告されている（表3）.

① 関節可動域制限に対する介入

　一般的に,ほかの糖尿病合併症と同様に,糖尿病に起因する関節症の大部分は糖尿病罹患歴,血糖コントロール,年齢に強く影響されるため[34,35],関節可動域制限を予防する最も良い方法は良好な血糖コントロールを行うことである.そのため,米国糖尿病協会が推奨するようなレジスタンス運動,有酸素運動,不活動時間の減少は必要不可欠である.

　糖尿病による関節可動域制限は根治方法がなく不可逆的であると考えられており,対症療法が主体となる.糖尿病由来の関節可動域制限にかかわらず,一般的な関節可動域制限に対する対応策としてはストレッチングが一般的である.対象組織に対して持続的伸張を加えるスタティックストレッチングが関節可動域制限の改善に有効であり,習慣的なストレッチングは糖尿病患者の関節可動域制限の予防・進行遅延に有効であると考えられている[36].DN合併患者を対象としたパイロットスタディにおいては,週2回,10週間の介入で足関節および第1中足趾節関節の可動域が改善したが,介入を継続しないと再び関節可動域制限が生じることを示唆してい

る[37]．さらに，糖尿病患者に対して，1日3回，10秒のストレッチングで1ヵ月の介入によって，足底圧が4.2％低下したが，足関節および第1中足趾節関節の有意な可動域の改善は得られなかったとしている[38]．また，そのほかの運動と組み合わせた介入研究においても関節可動域制限が改善した報告がある．46例のDN合併患者に対して，足部，足関節の筋力増強，可動域改善を目的としたトレーニングを12週間実施したところ，歩行能力や可動域が有意に改善したとしている[39]．

一方，健常者を対象としたストレッチングの介入研究では，週5回のスタティックストレッチングを6週間実施し，1回あたりの伸張時間の違いが関節可動域の改善に与える影響を検討した研究がある．1回あたりの伸張時間を15秒，30秒，60秒とした3群で比較した結果，すべての伸張時間において関節可動域は改善したが，15秒よりも30秒と60秒の伸張で有意に改善し，30秒と60秒では有意な差は認めなかったとしている．このことより，若年者に対するスタティックストレッチングの持続的伸張時間は30秒で十分であると考えられている[40]．しかしながら，高齢者を対象とした介入研究では，60秒の伸張時間で有意な改善が得られており，加齢に伴う筋の生理的変化を考慮してより長い持続時間が必要であることが示唆されている[41]．

DNを対象とした関節可動域制限に対する介入研究は少なく，介入方法も異なるため，介入効果は一貫していない．しかし，一般的な関節可動域制限に対するストレッチング効果に関する知見から，DNによる関節可動域制限に対して実施するスタティックストレッチングは60秒以上の伸張時間が必要であることが推察される．

② 筋力低下に対する介入

DNを合併しなくとも糖尿病患者では筋力が低下しており，筋力低下に対して多くの介入研究が実施されている．2型糖尿病患者に対して週3回の60～80％の高負荷レジスタンス運動を16週間実施することによって，34％の筋力増強が得られたとの報告があり[42]，2型糖尿病患者36例に対する介入研究では，50～60％強度から徐々に75～85％の強度に増加させるレジスタンス運動を週3回実施することによって，6ヵ月後には28％の下肢筋力の増強が得られたとしている[43]．また，8週間は50～70％の強度で3～5セット，その後7週間は70～80％の強度で3～5セット，最後の1週間は30～50％の強度で，最大速度で実施したところ，筋力と筋パワーが向上し，糖尿病患者の筋力は健常者と同様の可逆性を有していることが示されている[44]．糖尿病患者に対するレジスタンス運動はタイプⅠ線維，タイプⅡ線維ともに横断面積が増加するとされているが[45]，これらの介入研究は筋

増強，筋量増加のために中強度から高強度の負荷を用いている．ゴムチューブを使用して40〜50％の中強度のレジスタンス運動を週3回，12週間実施した後，筋力が向上したとする報告もあるが[46]，一般的には，高強度が中強度よりも有効であると考えられている[47]．

　一般的にはDNの合併によって筋力低下は加速するが，運動療法によってDN合併患者の筋力低下が改善したとする報告がいくつか存在する．DN合併患者に対し週3回，30分の中強度の有酸素運動と40％から徐々に65％に負荷を漸増させるレジスタンス運動を12週間実施したところ，有意な筋力向上が得られたとしている[48]．また，DN合併患者は運動プログラム実施時の有害事象のリスクが高いとされているが，この介入研究中に生じた有害事象は高血糖や低血糖の血糖症状の事象が半分以上を占め，足部や筋の有害事象の件数は低く，運動プログラムへの介入による運動器の有害事象リスクは高くないとしている．また，DNのシングルケースの報告では，週3回，75％最大心拍数の有酸素運動とバランス運動，自重を利用したレジスタンス運動を12週間実施した結果，足関節底屈・背屈筋力が向上したと報告している[49]．このようにDN合併患者における筋力低下に対して適切なレジスタンス運動を実施することによって筋力は可逆的に増強することが示されている．

③ バランス障害に対する介入

　前述のようにDNにおけるバランス障害は，固有感覚，前庭機能，下肢筋力の低下，足関節可動域制限，足関節周囲筋力の低下などの多要因が影響している．DN合併患者のバランス障害に対する介入研究では，さまざまな要素を含んだバランス練習を通してバランスの改善や転倒リスクの軽減を図っている研究が多い．

A. 固有感覚に対する介入

　DNは脱髄と神経線維の軸索変性を起こし，神経伝導速度の低下，反応時間の遅延を引き起こすことによってバランス障害に影響する．Dixitらは，87例のDN合併患者に対し，中強度のトレッドミルを使用して1週間に3〜6日，有酸素運動を8週間実施した結果，DNの程度が改善し，神経枝の増加，神経伝導速度の改善が得られたとしている[50]．また，DN合併患者では足部の疼痛や足底の圧受容器の減少によって下肢からの感覚情報の供給が低下している．赤外線療法は深部組織への熱効果によって血管拡張，血液供給，疼痛の悪循環を阻害し，疼痛由来の足部の感覚低下を改善させることによって[51]，バランス能力を向上させ，転倒リスクを軽減する[52]．さらに，電気刺激や機械刺激による足底への触覚刺激は下肢の感覚閾値を改善し，バランス障害を改善することが報告されている．20例のDN合併患者に対して，踵，球，母指に対して機械的刺激を与えた結果，足底の振動覚，触覚，

固有感覚の閾値が改善したとしている[53]．また，56例のDN合併患者に対して6週間電気刺激を実施した結果，固有感覚の閾値が改善し，バランス能力が改善したとも報告されている[54]．

B．前庭機能に対する介入

DN合併患者のなかでも高齢の患者では加齢やDNによって前庭機能の低下が生じている．前庭機能の低下によって，脳における感覚情報の統合が低下し，身体バランスの制御に影響する．20例のDN合併患者に対して，回転運動，姿勢反応動作などの前庭機能に対する介入を実施した結果，20週後にはバランス能力が改善したとしている[55]．前庭機能に対する介入では脳に入力された感覚情報を正確に把握し，感覚の統合によって正確な反応を導くものと考えられている．

C．下肢機能に対する介入

a．下肢レジスタンス運動

DN合併患者では下肢や足部の筋力低下をきたしバランス機能に影響を及ぼす．29例のDN合併患者に対して，立ち上がり運動，階段昇降運動，そのほか自重を利用した運動を12週間実施した結果，下肢機能が改善し，さらに非荷重の運動よりも効果的であったとしている[56]．レジスタンス運動のみでバランス障害の改善や転倒リスクの軽減を図ることができるかどうかはいまだ十分なエビデンスがなく，ほかのバランス練習を組み合わせて実施するべきであると考えられている．

b．足関節に対する介入

46例のDN合併患者に対して，足部，足関節の筋力増強，可動域改善を目的とした練習を12週間実施したところ，歩行能力や関節可動域が有意に改善したとしている[39]．しかしながら，DN合併患者では足関節周囲筋だけでなく，膝関節・股関節周囲の筋力も低下しており，足関節に対する介入のみでバランス機能を改善できるかどうかは疑問が残る．

c．複合運動による介入

複合運動は下肢機能や固有感覚などさまざまな要因を含んだ介入方法である．71例のDN合併患者に対して，立ち上がり練習，坂道練習，階段昇降練習などの筋力増強運動と持久力増強運動，バランス練習，歩行練習を12週間実施した結果，下肢筋力，関節可動域，バランス機能が有意に改善したとしている[57]．また，固有感覚のみに対する介入と複合運動による介入を比較した結果，複合運動の介入のほうが下肢筋力や糖代謝の改善に有効であったとしており[58]，さらに複合運動は介入中の潰瘍形成や転倒を増加させなかったことが報告されている[59,60]．一方で，1〜3ヵ月までは，コメディカルによる下肢筋力強化，バランス練習と自宅での1

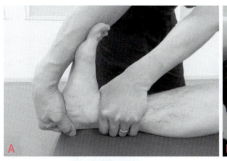
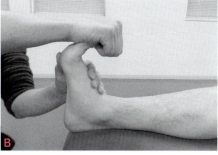

図1 徒手的な関節可動域運動
A：足関節の可動域改善を目的としたストレッチング
B：中足趾節関節の可動域改善を目的としたストレッチング

時間の運動を実施し，4～12ヵ月は，自宅での運動のみを継続したが，片脚立位時間の延長は認めたものの，筋力やそのほかのバランス能力には有意な改善がなかったことも報告されている[60]．複合運動はさまざまな介入方法が存在するため効果が一定しておらず，今後さらなる研究が望まれている．

3 糖尿病神経障害（DN）合併患者の運動機能低下に対する介入の実際

　DN合併患者に対する介入では，有害事象を引き起こさないためにも，安全な方法が望まれる．前述のような介入研究ではコメディカルなど医療者の監視下における介入を実施している場合が多く，そのためある程度の安全管理が担保されていると考えられる．自宅での介入を実施する場合はより安全で簡易的な方法が望ましい．DN合併患者の運動機能低下に対する有効な介入方法は完全には明らかになっていないが，以下に運動プログラムの代表例を示す．なお，運動プログラム例は理解しやすいように裸足で実施しているが，創傷などのリスクを有する症例へ荷重運動プログラムを実施する場合は，フットウェア装着下で実施する必要がある．

① 関節可動域制限に対する介入の実際

　足部の潰瘍リスクを軽減するためにも，足関節および足部の関節可動域運動を実施する必要がある．一般的には組織の持続的な伸張を行うスタティックストレッチングを実施する．伸張は持続的に60秒以上加えるようにし，週5回以上実施する．図1のように愛護的に徒手で他動的な伸張を行うことが望ましいが，セルフエク

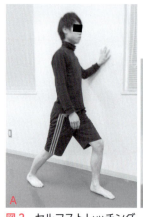
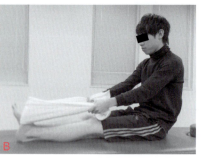

図2 セルフストレッチング
A：足関節の可動域改善を目的としたセルフストレッチング
B：足関節，中足趾節関節の可動域改善を目的としたセルフストレッチング

ササイズを実施できる場合は，簡易的な図2のような方法を実施するとよい．

　創傷を認める患者において，創傷の治癒過程では関節の不動により関節可動域制限が顕著となることが予想されるため，関節可動域運動を極力実施することが望ましいが，組織を伸張するため，創傷の治癒を遅延させる可能性がある．したがって，関節可動域運動の実施には慎重な判断が必要となる．腱，関節包に達するような創傷の場合や感染が認められる場合は，基本的には関節可動域運動は実施しない．創傷の再発予防期や発症予防期など創傷がない場合は，積極的に関節可動域運動を実施する．

　基本的には愛護的に徒手で実施することが望ましく，荷重下での運動やセルフエクササイズでは靴ずれや足底圧の軽減に配慮し，フットウェア装着下で実施するとよい．

② 筋力低下に対する介入の実際

　米国スポーツ医学会は，高齢者に対しては各部位を全体的に運動できるような，ベンチプレス，ショルダープレス，レッグプレス，エルボーカール，レッグエクステンションなどのマシンを使用したレジスタンス運動を推奨している[61]．対象者がこのような運動を実施できる環境にない場合や身体的な理由によって実施できない場合は，簡易的に実施できるような運動方法が必要となる．図3で示すレジスタンス運動は推奨される運動の代替的な運動である．また，糖尿病患者に特異的でフットケアに欠かせない運動を図4に示す．いずれも，65〜75％以上の強度で，

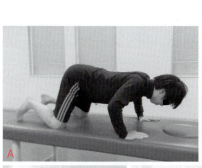
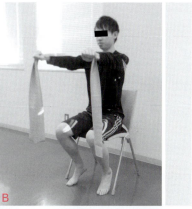
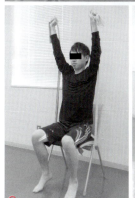
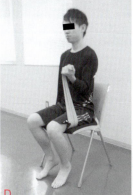
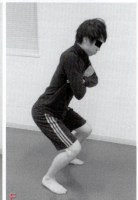
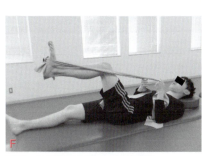
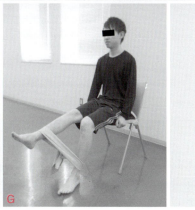

図3 全体的なレジスタンス運動
A：腕立て伏せ，**B**：チェストプレス，**C**：ショルダープレス，**D**：エルボーカール，
E：スクアット，**F**：レッグエクステンション，**G**：ニーエクステンション

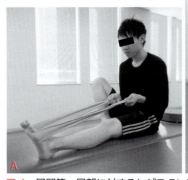
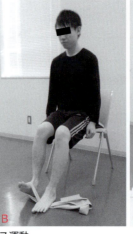
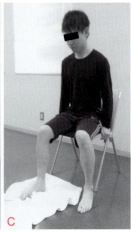

図4　足関節，足部に対するレジスタンス運動
A：足関節底屈運動，B：足関節背屈運動，C：足趾の運動

表4　身体機能レベルに応じたバランス練習

レベル1	レベル2	レベル3	レベル4
・両手をついて片脚立ち ・両上肢を支持して座位で腿あげ ・バランスボール上での座位 ・片手をついて両脚のヒールレイズ	・片手をついて片脚立ち ・両手をついて横歩き ・腕組みをして座位で腿あげ ・片手をついて立位で足つま先あげ ・片手補助で8の字歩行 ・片手補助で後ろ歩き ・両手補助で足関節を使用した重心の移動練習 ・両手支持でバランスボード上バランス練習	・手支持なしで片脚立ち ・片手をついて横歩き ・足を交差した立位バランス練習(図5) ・立位で腿あげ ・立位でつま先あげバランス練習(図6) ・片手補助でタンデム歩行 ・8の字歩行(図7) ・片手をついて片脚のヒールレイズ ・片手補助で360°回転 ・片手支持で立ち上がり運動	・足を交差させて歩行 ・タンデム歩行(図8) ・横歩き ・後ろ歩き ・段差昇降 ・片手補助で足関節を使用した重心移動練習(図9) ・片手支持でバランスボード上バランス練習(図10) ・多方向へのステップ運動(図11) ・360°回転バランス練習(図12) ・立ち上がり運動

　週2～4回，2～3セット，10～15回，休憩は2～3分とするほうが望ましいが，身体的な理由によってできない場合は，強度を下げるようにし，その代わりに1回あたりの実施速度を極力速くするか，もしくは3～5秒かけてゆっくりと行うなど速さを調整するようにする．また，荷重下での運動を避けたほうがよい場合は非荷重での運動を選択するとよい．

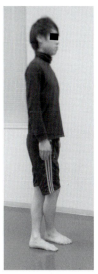

図5 足を交差した立位バランス練習

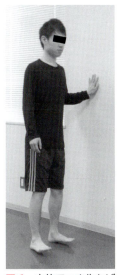

図6 立位でつま先あげバランス練習

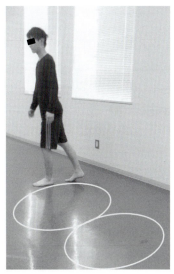

図7 8の字歩行

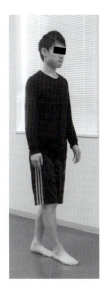

図8 タンデム歩行

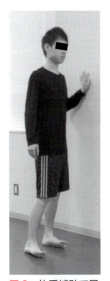

図9 片手補助で足関節を使用した重心移動練習

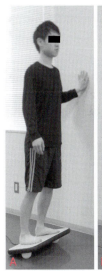

図10 片手支持でバランスボード上バランス練習
A：前後バランス練習
B：左右バランス練習

2 運動機能への介入

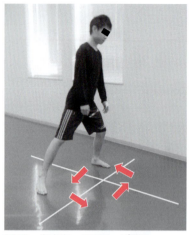
図11　多方向へのステップ運動

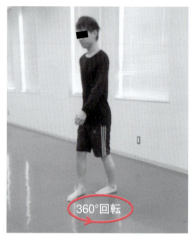
図12　360°回転バランス練習

③　バランス障害に対する介入の実際

　バランス障害に対する介入では，各運動を組み合わせた介入が望ましいと考えられる．表4と図5～12に身体機能レベルに合わせたバランス障害に対する介入方法の代表例を示す．バランス練習実施時の転倒リスクを考慮し，患者の身体機能レベルに合わせて支持が必要かどうかを選択するようにする．

> **アドバイス**
>
> ✓　糖尿病神経障害（DN）を合併すると可動域制限，筋力低下，バランス障害といった運動機能の低下をきたすことが明らかになっており，創傷リスクや転倒リスクを高める結果となる．DNの運動機能に対する介入効果は完全には明らかとなっていないが，フットケアを実施していくなかでも，これらの運動機能の維持・改善に対する指導は必要である．

文献

1) Abate M et al：Management of limited joint mobility in diabetic patients. Diabetes Metab Syndr Obes 6：197-207，2013
2) Pal B et al：Limitation of joint mobility and shoulder capsulitis in insulin-and non-insulin-dependent diabetes mellitus. Br J Rheumatol 25：147-151，1986
3) Thomas SJ et al：Prevalence of symptoms and signs of shoulder problems in people with diabetes mellitus. J Shoulder Elbow Surg 16：748-751，2007

4) Lebiedz-Odrobina D et al：Rheumatic manifestations of diabetes mellitus. Rheum Dis Clin North Am 36：681-699, 2010
5) Clement ND et al：Does diabetes affect outcome after arthroscopic repair of the rotator cuff? J Bone Joint Surg Br 92：1112-1117, 2010
6) Abate M et al：Limited joint mobility in diabetes and ageing：recent advances in pathogenesis and therapy. Int J Immunopathol Pharmacol 23：997-1003, 2010
7) Childs SG：Dupuytren's disease. Orthop Nurs 24：160-163；quiz 164-165, 2005
8) Abate M et al：Achilles tendon and plantar fascia in recently diagnosed type II diabetes：role of body mass index. Clin Rheumatol 31：1109-1113, 2012
9) Kabbabe B, et al：Cytogenetic analysis of the pathology of frozen shoulder. Int J Shoulder Surg 4：75-78, 2010
10) Allan J et al：Foot deformities within the diabetic foot and their influence on biomechanics：a review of the literature. Prosthet Orthot Int 2015
11) McPoil TG et al：The distribution of plantar pressures in American Indians with diabetes mellitus. J Am Podiatr Med Assoc 91：280-287, 2001
12) van Schie CH et al：Muscle weakness and foot deformities in diabetes：relationship to neuropathy and foot ulceration in caucasian diabetic men. Diabetes Care 27：1668-1673, 2004
13) Andersen H et al：Isokinetic muscle strength in long-term IDDM patients in relation to diabetic complications. Diabetes 45：440-445, 1996
14) Andersen H et al：Atrophy of foot muscles：a measure of diabetic neuropathy. Diabetes Care 27：2382-2385, 2004
15) Schwartz AV et al：Diabetes-related complications, glycemic control, and falls in older adults. Diabetes Care 31：391-396, 2008
16) Andersen H et al：Muscular atrophy in diabetic neuropathy：a stereological magnetic resonance imaging study. Diabetologia 40：1062-1069, 1997
17) Schwartz AV et al：Older women with diabetes have a higher risk of falls：a prospective study. Diabetes Care 25：1749-1754, 2002
18) Volpato S et al：Risk factors for falls in older disabled women with diabetes：the women's health and aging study. J Gerontol A Biol Sci Med Sci 60：1539-1545, 2005
19) Richardson JK：Factors associated with falls in older patients with diffuse polyneuropathy. J Am Geriatr Soc 50：1767-1773, 2002
20) Patel S et al：Risk factors for fractures and falls in older women with type 2 diabetes mellitus. Calcif Tissue Int 82：87-91, 2008
21) Macgilchrist C et al：Lower-limb risk factors for falls in people with diabetes mellitus. Diabet Med 27：162-168, 2010
22) Cavanagh PR et al：Radiographic abnormalities in the feet of patients with diabetic neuropathy. Diabetes Care 17：201-209, 1994
23) Cavanagh PR et al：Problems with gait and posture in neuropathic patients with insulin-dependent diabetes mellitus. Diabet Med 9：469-474, 1992
24) Ghanavati T et al：Functional balance in elderly with diabetic neuropathy. Diabetes Res Clin Pract 96：24-28, 2012
25) Lafond D et al：Postural control mechanisms during quiet standing in patients with diabetic sensory neuropathy. Diabetes Care 27：173-178, 2004
26) Agrawal Y et al：Diabetes, vestibular dysfunction, and falls：analyses from the National Health and Nutrition Examination Survey. Otol Neurotol 31：1445-1450, 2010
27) Won JC et al：Prevalence and clinical characteristics of diabetic peripheral neuropathy

in hospital patients with type 2 diabetes in Korea. Diabet Med 29：e290-296, 2012
28) Ites KI et al：Balance interventions for diabetic peripheral neuropathy：a systematic review. J Geriatr Phys Ther 34：109-116, 2011
29) Lord S et al：Effect of exercise on balance, strength and reaction time in older people. Aust J Physiother 40：83-88, 1994
30) Ekstrom W et al：Health related quality of life, reoperation rate and function in patients with diabetes mellitus and hip fracture：a 2 year follow-up study. Injury 44：769-775, 2013
31) Lieberman D et al：Rehabilitation outcome following hip fracture surgery in elderly diabetics：a prospective cohort study of 224 patients. Disabil Rehabil 29：339-345, 2007
32) Group TDCaCTR：The effect of intensive diabetes therapy on the development and progression of neuropathy. Ann Intern Med 122：561-568, 1995
33) Ohkubo Y et al：Intensive insulin therapy prevents the progression of diabetic microvascular complications in Japanese patients with non-insulin-dependent diabetes mellitus：a randomized prospective 6-year study. Diabetes Res Clin Pract 28：103-117, 1995
34) Ramchurn N et al：Upper limb musculoskeletal abnormalities and poor metabolic control in diabetes. Eur J Intern Med 20：718-721, 2009
35) Vance MC et al：The association of hemoglobin A1c with the prevalence of stenosing flexor tenosynovitis. J Hand Surg Am 37：1765-1769, 2012
36) Francia P et al：Diabetic foot and exercise therapy：step by step the role of rigid posture and biomechanics treatment. Curr Diabetes Rev 10：86-99, 2014
37) Dijs HM et al：Effect of physical therapy on limited joint mobility in the diabetic foot：a pilot study. J Am Podiatr Med Assoc 90：126-132, 2000
38) Goldsmith JR et al：The effects of range-of-motion therapy on the plantar pressures of patients with diabetes mellitus. J Am Podiatr Med Assoc 92：483-490, 2002
39) Sartor CD et al：Effects of a combined strengthening, stretching and functional training program versus usual-care on gait biomechanics and foot function for diabetic neuropathy：a randomized controlled trial. BMC Musculoskelet Disord 13：36, 2012
40) Bandy WD et al：The effect of time on static stretch on the flexibility of the hamstring muscles. Phys Ther 74：845-850；discussion 850-842, 1994
41) Feland JB et al：The effect of duration of stretching of the hamstring muscle group for increasing range of motion in people aged 65 years or older. Phys Ther 81：1110-1117, 2001
42) Castaneda C et al：A randomized controlled trial of resistance exercise training to improve glycemic control in older adults with type 2 diabetes. Diabetes Care 25：2335-2341, 2002
43) Dunstan DW：High-intensity resistance training improves glycemic control in older patients with type 2 diabetes. Diabetes Care 25：1729-1736, 2002
44) Ibanez J et al：Lower muscle strength gains in older men with type 2 diabetes after resistance training. J Diabetes Complications 22：112-118, 2008
45) Brooks N et al：Strength training improves muscle quality and insulin sensitivity in Hispanic older adults with type 2 diabetes. Int J Med Sci 4：19-27, 2007
46) Kwon HR et al：The effects of resistance training on muscle and body fat mass and muscle strength in type 2 diabetic women. Korean Diabetes J 34：101-110, 2010
47) Orlando G et al：Neuromuscular dysfunction in type 2 diabetes：underlying mechanisms and effect of resistance training. Diabetes Metab Res Rev 2015

48) Otterman NM et al : An exercise programme for patients with diabetic complications : a study on feasibility and preliminary effectiveness. Diabet Med 28 : 212-217, 2011
49) Tuttle LJ et al : A moderate-intensity weight-bearing exercise program for a person with type 2 diabetes and peripheral neuropathy. Phys Ther 92 : 133-141, 2012
50) Dixit S et al : Effect of aerobic exercise on peripheral nerve functions of population with diabetic peripheral neuropathy in type 2 diabetes : a single blind, parallel group randomized controlled trial. J Diabetes Complications 28 : 332-339, 2014
51) Mickle KJ et al : Foot pain, plantar pressures, and falls in older people : a prospective study. J Am Geriatr Soc 58 : 1936-1940, 2010
52) Powell MW et al : Reversal of diabetic peripheral neuropathy with phototherapy (MIRE) decreases falls and the fear of falling and improves activities of daily living in seniors. Age Ageing 35 : 11-16, 2006
53) Khaodhiar L et al : Enhancing sensation in diabetic neuropathic foot with mechanical noise. Diabetes Care 26 : 3280-3283, 2003
54) Najafi B et al : A novel plantar stimulation technology for improving protective sensation and postural control in patients with diabetic peripheral neuropathy : a double-blinded, randomized study. Gerontology 59 : 473-480, 2013
55) Akbari M et al : Do diabetic neuropathy patients benefit from balance training? J Rehabil Res Dev 49 : 333-338, 2012
56) Mueller MJ et al : Weight-bearing versus nonweight-bearing exercise for persons with diabetes and peripheral neuropathy : a randomized controlled trial. Arch Phys Med Rehabil 94 : 829-838, 2013
57) Allet L et al : The gait and balance of patients with diabetes can be improved : a randomised controlled trial. Diabetologia 53 : 458-466, 2010
58) Lee K : Whole-body vibration training improves balance, muscle strength and glycosylated hemoglobin in elderly patients with diabetic neuropathy. Tohoku J Exp Med 231 : 305-314, 2013
59) Lemaster JW et al : Effect of weight-bearing activity on foot ulcer incidence in people with diabetic peripheral neuropathy : feet first randomized controlled trial. Phys Ther 88 : 1385-1398, 2008
60) Kruse RL et al : Fall and balance outcomes after an intervention to promote leg strength, balance, and walking in people with diabetic peripheral neuropathy : "feet first" randomized controlled trial. Phys Ther 90 : 1568-1579, 2010
61) American College of Sports Medicine : American College of Sports Medicine position stand : exercise and physical activity for older adults. Med Sci Sports Exerc 41 : 1510-1530, 2009

〔宮本 俊朗〕

3 歩行障害への介入

1 糖尿病神経障害（DN）に起因する歩行障害への介入

① DN合併患者の歩行障害

　歩行は人が位置を移すための運動[1,2]であり，移動するための手段として必要不可欠な能力である．歩き方（歩容）には多少の個体差が存在し，歩き方が悪くなると重心の上下左右移動の過不足が生じ，歩行の効率性が低下する．効率性の低下や動揺の増大は，関節をはじめとした全身の骨格構造に負担となる．

　加齢変化やさまざまな障害が生じると，歩行時のダイナミックな動きの要素が減少する．歩幅は60歳頃から急速に減少する．歩行速度は歩幅と歩行率の積で現わされ，歩幅の低下は歩行速度の低下につながる．加齢変化に加えて糖尿病神経障害（diabetic neuropathy：DN）合併患者では，神経障害に起因してさらなる歩行障害を呈する．DNによる歩行障害は加齢変化による障害に上乗せされることを理解する必要がある．

② DN合併患者の歩行の特徴

　加齢変化を上回る糖尿病患者の歩行の特徴とはどういうものなのか．糖尿病のない同年代の高齢者と比べると主に以下の5つの歩行周期変数の変化があげられる[3]．

1）歩幅の減少
2）歩隔の増大
3）歩行速度の低下
4）両脚支持時間の延長
5）不安定性の増大

　この変化は直線歩行のみならず方向転換でもみられる．糖尿病の診断から平均約5年経過した例を対象にした歩容観察の研究でも，同様の結果がみられており，その影響は筋力低下や感覚低下ではなく神経学的なものに起因するとされている[4]．ここから，骨格筋や感覚の検査に異常がない初期の糖尿病患者でも，歩行機能障害が出現していることが理解できる．

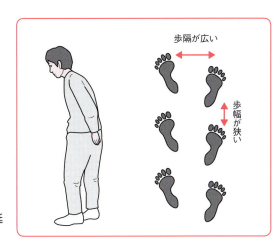

図1 歩隔の増大や両脚支持時間の延長した歩容

歩隔の増大や両脚支持時間の延長などは，糖尿病患者（図1）が転倒を回避するための合目的的な戦略としてとらえることもできる．ただし歩行速度の低下は，さらなる側方動揺の増大や不安定性の増大を生じさせることもあるため，注意が必要である．転倒への恐怖心の程度は歩行機能と相関する．安定した歩行には加速期での推進力と定常期での効率性，減衰期での制御機能が不可欠である．筋肉と神経の協調性の低下やバランス機能の低下があると，すべてのタイミング（相）で不安定になる．

③ 歩行障害とDNとの関連

3次元動作解析装置や床反力計を用いて，糖尿病患者の歩行中の関節の角度や力の発揮と作用を観察した報告を紹介する．DNを有さない糖尿病患者では，健常者に比べ歩行中の膝関節や足関節の可動域が減少しており，DN合併患者では，健常者に比べて股関節の伸展可動域が減少する[5]．これらは，DNの合併・進行とともに，歩行中の障害が顕著になることを示唆している．

糖尿病患者では健常者に比べて推進力を担う股関節の伸展，足関節の底屈の可動範囲と筋力の低下が認められる[6]．また，立脚期の膝関節の屈曲角が拡大し，膝関節の伸展筋力が低下することとが指摘されている[6]．これらについても，DNの合併・進行や潰瘍の既往により障害が顕著になると考えられる．歩行時の推進力を改善させる観点から，立脚後期から前遊脚期における股関節の伸展と足関節の底屈に着目する必要がある．

立脚側の足底にかかる圧力の中心点のことを足圧中心（center of pressure：COP）

というが，このCOPは正常の歩行時では円滑に前方へと移動する．一方，DNの進行とともに関節可動域や筋張力が低下し，前足部の足底の感覚障害も認められるため，COPの前方移動が困難となる．

④ 歩行の各タイミング（相）でみられる機能障害と制御すべき外力

本稿では歩行機能障害を歩行中の各タイミング（相）に分けて解説する．

3次元動作解析装置や床反力計，筋電図で計測されたデータをもとに，DN合併患者の歩容の傾向を図2にまとめた．各タイミングでの障害や変化には個人差，多様性が認められる．以下の記述は，あくまでもDN合併患者の傾向に関する解説となる．

正常歩行ではまず足が地面に着く瞬間，つまり初期接地時には踵に床から重心に向かって外力が加わる．ここでの外力とは，足底に加わる圧力や床から受ける反力や衝撃力，摩擦力（せん断力）のことを示す．この衝撃力は健常であれば体重の120％程度になる．これは遊脚期に持ち上がっている重心が，足を着くことにより下げられるためである．歩行中上下の動きが大きい場合，この力は増大する．さらにこの力は速度に依存するため，歩行速度が上昇すると増大する．力の絶対値が高ければ足部保護機能が低下しているDN合併患者では組織損傷の危険性が高くなると考えられる．

糖尿病患者やDN合併患者は健常者に比べ歩行速度の低下が認められる場合が多く，この際には関節や足底にかかる衝撃力などの外力は小さくなる．しかし，力の加わり方が不良になりやすいうえに，外力の分散が不均一となりやすい．小さな外力でも力の加わり方が不良であるとさらなる組織の損傷や変形につながりやすいことに注意しなければならない．

A．初期接地，荷重応答期（立脚前期）

- 機能障害：衝撃の吸収力低下，加速度制御の不足，踵部クッション作用の低下．
- 障害されるロッカー機能：ヒールロッカー．
- 受ける外力：床からの衝撃力，後ろから前に向かうせん断力．
- 障害因子：足関節の可動域制限，下肢筋の活動遅延，足部軟部組織変性．

この相で考慮すべきことは，重心の落下に対する衝撃吸収と落下する加速度の制御である．通常，踵から床面に接地し床から衝撃力を受ける（図3-a）．この衝撃力は受動的衝撃力（ヒールトランジット）と呼ばれる．この衝撃力を吸収するために膝関節は軽度屈曲し，クッションの役割を果たす．床から受ける衝撃力は踵から全身に伝わる．健常ではロッカー機能によりCOPが踵からつま先に移動する．また踵骨につく軟部組織の弾性は，衝撃吸収に長けている構造である．そのため衝撃

相	立脚期					遊脚期		
	初期接地	荷重応答期	立脚中期	立脚後期	前遊脚期	遊脚初期	遊脚中期	遊脚後期
割合	0%	～12%	12～31%	31～50%	50～62%	62～75%	75～87%	87～100%
支持	両脚	両脚	単脚	単脚	両脚	単脚	単脚	単脚
役割	ブレーキ		動きのキープ	アクセル		足の振り出し		
予想される障害と因子	衝撃の吸収力低下とクッション作用の低下 ①足部の軟部組織の減少と硬化 ②大腿四頭筋の筋力低下 ③前傾骨筋と外側広筋の活動遅延 ④足関節可動域制限 ⑤下腿三頭筋とハムストリングスの短縮 ⑥ハムストリングスの早期活動 加速度制御不足による不安定性の低下 ⑦膝関節伸展筋力低下		安定性と推進力の低下 ①足関節の可動域制限 ②足関節の抵抗性増大 ③股関節の筋力 足底圧の側方移動の減少 ④足の変形 ⑤足底感覚障害 ⑥軟部組織変性	下肢関節運動の障害 推進力と歩幅の低下 ①股関節伸展不足（可動域制限と筋作用低下） ②足関節可動域制限 ③足趾可動域制限 ④下腿三頭筋の活動遅延		下肢振り出し動作の低下 下肢振り出し時間の短縮 重心の滑り ①股関節前面と後面の筋作用低下 ②前頸骨筋と外側広筋の活動遅延 ③足関節の可動域制限 ④股関節可動域制限 ⑤下腿三頭筋とハムストリングスの短縮 ⑥ハムストリングスの早期活動		

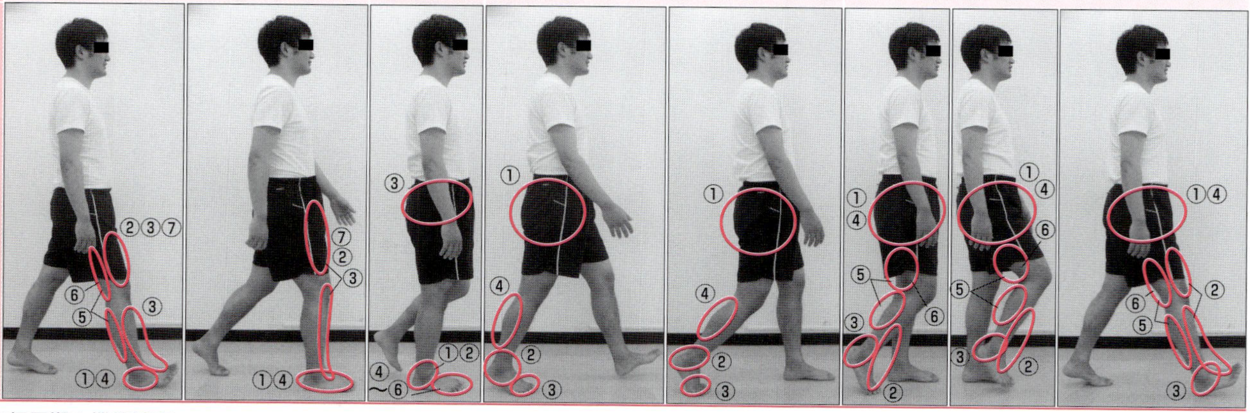

図2 歩行周期と機能障害

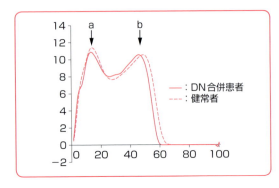

図3 糖尿病神経障害（DN）合併患者と健常者の床反力（垂直方向の力）
（東京医科大学茨城医療センター，中島弘氏作成）

力は足関節で吸収される．歩行速度の低下から垂直方向の力が減少しても，合併症の進行とともに足関節運動が乏しくなり，重心の上下動が大きくなる．結果として床からの外力などが増大する可能性がある[7]．足関節の関節可動域制限や踵骨部の軟部組織の変性により，衝撃力を弱めることができず膝関節に大きな衝撃力が加わる．この場合には，膝関節を大きく屈曲させて衝撃吸収を行う必要がある．DN合併患者では前脛骨筋や外側広筋の働くタイミングが遅くなるため[8]，筋力で支える作用も十分ではない．

足を上から落とすように着くのか，前方に振り出したあと滑らかに着くのかで衝撃力は大きく変化する．前者のほうが力を受けている時間が長くなり，結果として力の積が大きくなる．

踵に加わる摩擦力は進行方向前方から後方に向かう．しかし足を着く瞬間の足部は，前に振り出した踵を前上方から後下方に向かって振り下ろすかたちとなる．そのため一瞬ではあるが床面で後方から前方への摩擦力が生じる．足底の軟部組織編成によるクッション作用の低下により，衝撃力と摩擦力ともに影響を受けやすくなる．

B. 立脚中期
- 機能障害：下肢と体幹の安定性・推進力の低下，COPの側方移動量の低下．
- 障害されるロッカー機能：アンクルロッカー．
- 受ける外力：側方への加速度，重力．
- 障害因子：足関節の可動域制限と抵抗性の増大，下肢筋の筋力低下，足部軟部組織変性．

正常歩行におけるこの相の特徴は，いったん下降した重心を再度持ち上げることである．ヒールロッカーに続いてアンクルロッカーが生じ，重心は前上方に移動す

る．DN合併患者ではCOPの側方への移動量が減少するとともに，前方への動揺が増加する[9]．足関節可動域制限などによりアンクルロッカーが生じにくくなり，感覚障害などにより前後方向への動揺が増加する．また，DNの合併により歩行速度と歩幅の低下が生じる場合には，立脚中期での膝関節の運動が減少し，膝関節の伸展位を維持した歩行となりやすい[10]．

C．立脚後期から前遊脚期

- 機能障害：下肢関節運動（股関節伸展・足関節底背屈・足趾伸展可動域）の障害，推進力の低下，歩幅の低下．
- 障害されるロッカー機能：フォアフットロッカー．
- 受ける外力：前足部と足趾のせん断力，中足部局所的圧，外側動揺．
- 障害因子：可動域制限（股関節伸展，足関節底背屈，足趾伸展），筋作用の低下（股関節，足関節），筋活動の遅れ．

引き続き重心を前方に推進させる相であり，機能障害により推進力や歩幅が低下する．特に股関節伸展と足関節背屈の可動範囲，その関節で発揮される筋力（モーメント）が影響する．糖尿病患者の下腿三頭筋の遠心性筋活動は遅延し，つま先の離地が遅れるなどのタイミングの不良が生じる[11]．こうしたタイミングのずれは歩行の不安定性を引き起こし，転倒のリスクが高くなる．

踵接地以降に足底面が接地していくと皮膚表面に対する後方へのせん断力が発生する．このせん断力は床反力の後方成分に相当する．その後，前足部で踏み切る際には，足で床を押す力（床反力垂直方向成分）と前方へのせん断力（床反力前方成分）が発生する（図3-b）．特に，足の指の付け根である中足趾節関節や足趾などにせん断力が大きく加わる．足底が受ける圧力や反力はこの時期に2度目のピークを迎える（図3-b）．足関節や足趾の関節可動域の低下は足底圧を上昇させる．前述したようにこのタイミングでは足底圧の中心点の円滑な前方移動が必要である．DNによる感覚の低下や痛み，運動機能の低下，足趾や足関節の関節可動域の低下，恐怖心などにより前方移動は困難となる．そのぶん中足骨での圧集中が過剰となりやすい[9]．

D．遊脚期

- 機能障害：足関節背屈，足趾伸展，下肢の慣性力，対側下肢による重心の上方移動．
- 受ける外力：反対側の足底面への圧力．
- 障害因子：足関節・足趾可動域制限，筋作用の低下，筋短縮，運動神経障害．
  初期接地時の衝撃力を低下させるには下肢の振り出し方が重要である．

健常者の遊脚前期では足関節の円滑な背屈と，股関節および膝関節の速やかな屈曲が起こる．このとき，膝関節は最大屈曲位となり，つま先を引きずることなく足を前に振り出すことができる．しかしDN合併患者では前述したように前脛骨筋の働きが遅延することから[8]，つま先を引きずりやすくなる．DN合併患者と健常者の筋活動を比較した研究では[12]，DN合併患者においてこの相で膝関節の屈曲筋（ハムストリングス）が健常者よりも早期から働き続けていることが報告されている．膝関節を早期から屈曲させることにより，つま先を引きずらないように代償していると考えられる．

DN症状の進行とともに関節可動域の制限や筋肉の短縮がみられやすくなる．遊脚後期ではハムストリングスの短縮や早期の筋活動により，膝関節の完全な伸展運動が行いにくくなり，振り上げた足を下に落下させるように接地する．こうした踵接地では，衝撃力の吸収がむずかしくなるなどの歩行効率の低下や組織の損傷が助長される．

⑤ 歩行機能改善のための介入ポイント

DN合併患者に発生する歩行機能の障害に対する介入効果を検討した報告は数少ない．特に歩行機能に対して，運動学もしくは運動力学の観点からの介入結果を示した研究は少ない．

歩行時の足底圧をメインアウトカムとし，DN合併患者を理学療法実施群と従来のフットケアのみの群に割りつけした盲検ランダム化比較試験のプロトコルの報告がある[13]．理学療法実施群には足部と足関節の，①関節可動域運動，②筋力トレーニング，③機能練習，そして④歩行機能練習の4つのパートを，1回40〜60分の理学療法として週2回，3ヵ月間実施するデザインをした．残念なことにこの研究の結果は未発表である．このほか近年のレビューでも，糖尿病足病変に対するランダム化比較試験の必要性が求められている[14]．いくつかの機能練習が複合された理学療法の実施による，DN合併患者の歩行機能に対する改善効果が発表されることを期待したい．

一方，筋力低下やインスリン抵抗性，柔軟性の低下など，歩行機能障害の要因に対する個別のトレーニング効果を示す研究は多く報告されている．『理学療法診療ガイドライン』第1版にも糖尿病足病変（diabetic foot）における理学療法は推奨グレードAとされている．個別の機能障害に対する具体的な方法についてはⅣの2をご参照いただきたい．

⑥ 歩行機能障害に対する具体的な運動方法

DN合併患者では歩行時の立脚後期で足底のCOPの前方移動量が健常者に比べ

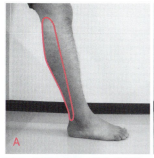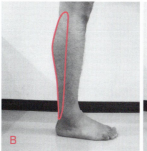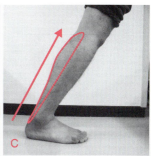

図4　下腿三頭筋の遠心性収縮
A：荷重応答期．筋の長さが短かく，緩んだ状態．
B：立脚中期．徐々に筋の長さが長くなっていく．
C：立脚後期．脛骨の前傾によって腓腹筋が伸ばされながら力を発揮する．

ると少なくなることやその原因は前述した．治療期の潰瘍や胼胝がなければ，歩行時の足部の転がりという観点から考えるとより前方に移動したほうが効率的である．歩くことで予測される新たな障害や損傷の予防や歩行機能の改善には，まずは歩行中の各関節の正常な可動域の確保が必要である．DN合併患者の運動プログラムには関節可動域運動と筋肉や腱のストレッチが必要である．軽度肥満の糖尿病患者（平均年齢62歳，男性26例，平均罹患19年）と，年齢およびBMIがマッチした健常者に対する複合的な運動プログラムの効果を検証した研究では[15]，約1時間のストレッチとバランス練習，筋力運動を12週間実施し，糖尿病患者の歩行速度が0.28m/秒改善し，健常者と同程度の歩行速度になったと報告している．歩行機能の改善のためには，関節可動域運動やストレッチに加え，下肢をはじめとした歩行に必要な筋群の運動，バランス練習や姿勢制御練習，機能障害に合わせた運動などが有効と考えられる．

以下に，歩行機能に着目した運動プログラムを紹介する．

A．下腿三頭筋の遠心性収縮トレーニング

歩行の立脚後期では，足関節の背屈運動に伴い下腿三頭筋が遠心性収縮する．遠心性収縮とは筋肉が伸ばされながら力を発揮する収縮様式を指す（図4）．歩行中の多くの筋肉の働きは遠心性収縮で行われている．そこで，壁に対し正面を向き50～60cm程度離れた静止立位から，体をまっすぐにしたまま壁になるべくゆっくり倒れていき，手で体を支える動作の繰り返しを行う（図5）．この動作により重心は前方に移動し，足関節の背屈運動が起きる．ゆっくり倒れることで姿勢制御のために体幹や股関節の抗重力筋の活動と下腿三頭筋の遠心性収縮が期待できる．壁

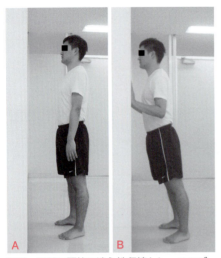

図5　下腿三頭筋の遠心性収縮トレーニング
A：壁向き立位．B：壁に向かって倒れ込む．

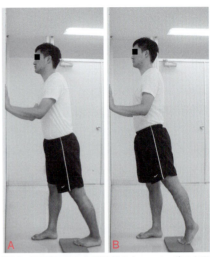

図6　下腿三頭筋の遠心性トレーニングの応用
A：足先の下に低反発素材を設置．
B：踵あげと足先での踏み込み．

からの距離は歩幅を考慮しての距離であるため，歩幅の少ない症例にはもう少し壁に近づいて行うように指導する．動作の終了姿勢は壁に手をついて体を支える状態である．

B．下腿三頭筋の収縮を変化させる運動

前述の壁に手をついて体を支える姿勢から，どちらかの下肢を前に踏み出す動作を左右ともに反復する．これにより非動作側の股関節伸展運動が行える．次に片側下肢を前に踏み出した姿勢で，後ろに位置する下肢の踵挙上を抵抗下で行う．最大挙上位に達したら，体が上下に揺れないように踵を再度接地させる（図6）．

求心性収縮とは，筋肉の長さが短くなりながら力を発揮する収縮様式を指す．物を持ち上げる動作や立ち上がり動作での筋肉の働きは，ほとんどがこの求心性収縮である（図7）．

足趾圧迫力とCOPの前方移動量は相関することから[16]，踵挙上の際には足趾側で可能な限り床を圧迫するように注意させる．このとき反発係数の低い素材を敷くことで，より効果的でかつ傷害予防になる．

C．バランストレーニング

DNに起因するバランス障害への実施研究のシステマティックレビュー[17]によると，monochromatic infrared photo energy（MIRE；赤外線光を利用した治療）（エ

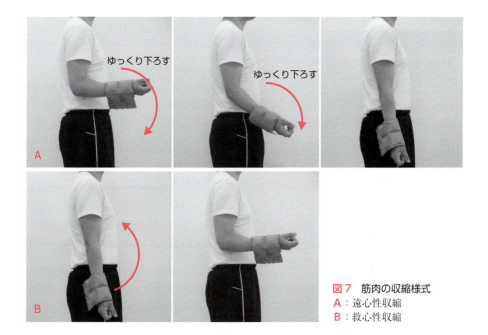

図7 筋肉の収縮様式
A：遠心性収縮
B：救心性収縮

ビデンスレベルⅠ)や exercise（エビデンスレベルⅡ-1），杖の使用（エビデンスレベルⅡ-2），振動インソール（エビデンスレベルⅡ-2）などがあげられている．exercise には筋力強化や片脚立ちなどのバランス練習，壁歩きが採用されている．このことから，バランス障害に対しては筋力増強やバランス練習などの運動療法を実施し，それでも改善がみられず転倒リスクが高い場合には，杖などの補助具を使用した動作練習を行うべきである．

ただし，杖などの補助具の使用はプログラムされた歩行とは矛盾するため，新しい歩行パターンの獲得が必要である．補助具を使用した新しい歩行パターンの獲得には，十分な学習が必要である．握力の低下や手指の拘縮，視野障害がある糖尿病患者の場合，学習を伴わない安易な補助具使用の促しは転倒リスクを増大させることもある．補助具の使用目的と予測使用期間を明確にし，形状を十分に検討したうえで使用をすすめる必要がある．

DN 合併患者に対する週2回，60分間のバランストレーニングなどを計8週間実施することで，歩行速度の向上が得られている[18]．

D. timed up and go（TUG）課題トレーニング

歩き出しなどの不安定な場面や方向転換時などでは転倒予防が必要である．TUG

課題トレーニングを両側の反転方向で行う．歩隔の増大は方向転換時にもみられるため[4, 19]，可能な範囲で練習時は歩隔を狭くして練習する．

E. 5回連続立ち上がりトレーニング

椅子座位からの5回連続立ち上がり所要時間は下肢筋力を反映する．なるべく早く立ち上がれるように努力させる．このときに膝の後ろが椅子に接しないように注意する．立ち上がり動作を行うときには，歩き出しへの移行を意識させる．つまり連続で立ち上がったあとに，足を1歩踏み出すところまで行わせる．

F. 膝立ちおよび四つ這い動作トレーニング

筆者は一連の理学療法プログラムのなかで，膝立ちや四つ這いでのトレーニングを実施することが多い．足部ストレスのかからない姿勢での運動や活動は，立位とは戦略が多少異なるものの体幹と股関節の安定性や筋力向上などに有効である[20]．

股関節の筋力トレーニングを歩行機能の改善目的に実施し，3次元動作分析装置を用いて降下を検討した報告では，歩行速度と歩幅の向上，両脚支持時間の短縮が得られている[21]．

こうした機能障害の要素を抽出したトレーニングに，足部のストレスコントロールをしながらの足部機能の個別トレーニングをつけ加えることで，幅広い病期に安全な運動療法を提供できる．

G. 踏み越し動作や昇段動作トレーニング

前脛骨筋の筋活動遅延によるつまずき防止も必要である．数cmの障害物の踏み越し動作や，高い台の上に足をのせる動作，股関節の屈曲を強調することで前遊脚期での下肢の前方振り出しを改善させる．

運動の効果は強度や量，頻度，運動様式に依存する．DN合併患者の歩行速度の改善が示された報告[15]を参考にすると，自覚的運動強度はBorg scareで11〜13，運動量は8〜12回を1セットとして1日3〜5セットで，計30〜40分を，3〜5/週の頻度で行うことが目安である．

2 "フットウェア"による歩行障害への介入（予防用，治療用）

① 抑制すべき足底圧の過圧上昇への運動療法

糖化が進むと組織硬化度の上昇と菲薄化などが見受けられる．軟部組織の伸張性が低下し関節が硬く，軟部組織の菲薄化で骨が突出し，ゴツゴツした形態となっていく．関節の可動域の低下は歩行中に受ける外力（足底圧や床反力，衝撃力，摩擦

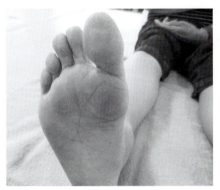

図8　中足骨底の胼胝

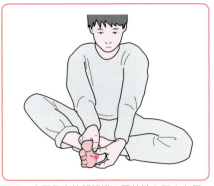

図9　中足骨底軟部組織の柔軟性と厚さを保つためのマッサージ

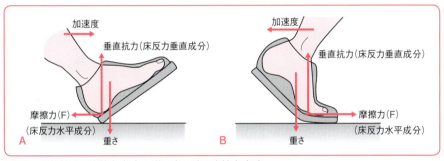

図10　踵接地時の摩擦力（A）と蹴り出し時の摩擦力（B）

力）を増大させる．そのため運動療法により，足部の柔軟性や関節可動域の改善，軟部組織の退縮予防を行うことが必要ある．

A．脂肪組織の柔軟性改善練習

　症例は胼胝が中央の中足骨頭付近にできているが，何十年も前から自宅運動としてマッサージを，痛みが出るまで胼胝周囲に踵からつま先方向に行っていた（図8）．フットケアとインソールの処方，自宅でのマッサージ方法の指導により胼胝は柔軟性が改善し，中足骨底部位の軟部組織厚も増大した．指導したマッサージの目的は，中足骨底軟部組織の柔軟性と厚さを保つことである（図9）．そのためにはマッサージをする方向が重要である．歩行などのメカニカルストレスでは踵からつま先方向への摩擦力が発生する．よって反対方向のつま先側から軟部組織を戻すような意識で行うとよい．

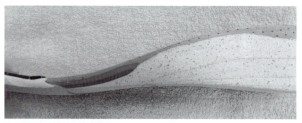

図11 インソール加工

　物体質量，つまり体重が多くなれば摩擦力（F）は大きくなる（図10）．このような身体構造変化の予防や改善のための運動療法と，減量のための運動療法が必要であるといえる．

　足底圧のピーク値と潰瘍形成の位置の一致率は40ヵ月の観察期間中で38％であった[22]．足底圧上昇に対して機能的もしくは防御的に圧負荷を減少できない場合，潰瘍へと進展する可能性がある．フットウェアの着用などで局所過圧上昇の抑制を図るが，着用することで歩行時に新たな問題や障害が生じることも少なくない．フットウェアによる適切な減圧対処とともに，障害に対する運動療法が必要である．

② 予防用（期）

A．フットウェアの構造による問題

a．低反発素材と骨構造サポートのバランス

　インソール加工は免荷のためのインソールの柔軟性と，体重支持のための剛性のバランスを考えて素材を選定する．異なる反発性の素材を使用した2～3層構造（図11）にすることが多い．

　内側の縦アーチや踵骨の位置関係は歩行時の足部接地でのロッカー機能や衝撃吸収の点で重要であるため，構造をサポートする．また，横アーチの形成は足趾機能に重要であり，立脚後期から前遊脚期でのCOPの前方移動に大きな役割を持つ．

b．不適切なフットウェアの着用による圧迫や摩擦の増大

　諸外国の報告ではあるが，糖尿病患者は足の状態に適した靴を着用していることが少ない[23]．筆者の経験でも外観を重視したり，履き慣れたものを選んだり，着脱しやすいものを選ぶ傾向にある．靴擦れ予防のための適切なサイズの選択に加え，ソールの適度な硬さや靴の重さにも配慮が必要である．ヒールの硬さは足を床に着いたときの衝撃緩衝に重要であるし，軽い靴は足の振り出しを改善する．サイズ，ソールの硬さ，重さに配慮し，フットウェアと個人の身体機能に見合った運動指導を行う．

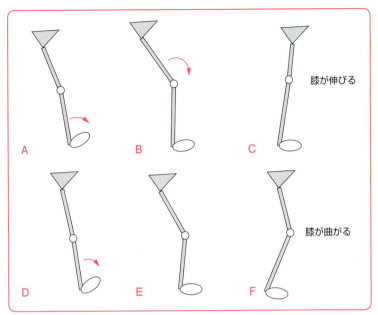

図12　立脚期の膝伸展
A〜F：本文を参照．

B．フットウェア着用による身体的な問題

　フットウェアではロッカー機能を持った船形ソールの靴やつま先上がりの靴，踏み返し場所（トゥーブレイク）を踵側にするなどの加工が検討される．これらの工夫は DN 合併患者の身体機能障害を補い，歩きやすくする要素を持っている．前方への COP の移動速度が速くなると，下腿の前方傾斜が円滑になり重心全体が前方に移動しやすくなる．ただしこのときには，下腿の前傾に連動した膝伸展筋の活動も必要である．

　正常歩行では足が床につくと，速やかに膝下の脛骨が前方に傾斜していく（図12-A）．それによって膝関節は軽度屈曲するが，すぐに膝より上の大腿骨が前に傾斜していき動作が追随される（図12-B）．これらの連動がうまくいくと立脚中期には膝関節は伸展位となる（図12-C）．しかし，この機能が障害されると膝関節は初期接地から立脚中期にかけて過度の屈曲位となる（図12-D〜F）．その際には重心が下方に落ちてしまうため，効率が悪くなる．膝関節の伸展可動域制限がある場合にも，同様の理由でこの加工は効果が少なくなる．膝関節伸展可動域の改善と筋力の向上のためのトレーニング，足底接地後の膝伸展による重心の持ち上げ練習が

3　歩行障害への介入

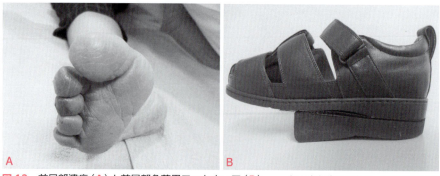

図13 前足部潰瘍（A）と前足部免荷用フットウェア（B） （B：幸和義肢研究所，唐澤恒氏作製）

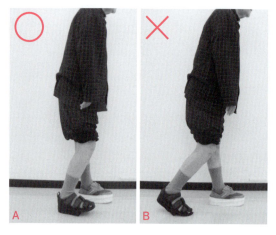

図14 歩行時の注意
A：制御した良い踏みきり方
B：前足部に負担となる踏みきり方

必要であると筆者は考える．

C．フットウェア未着用時の問題

裸足での歩行は靴を履いた場合に比べて足底圧が上昇するため，避けるように指導する．足底圧は歩行速度と関係するため，裸足の活動が必要な場合には極力動作速度を遅くするようにする．

③ 治療用（期）

A．フットウェアの構造による問題

この時期はあくまで創部の治癒が最優先される．よって歩行機能の改善を図るための個別練習と並行して，創部保護を目的とした免荷用フットウェア（図13）を使

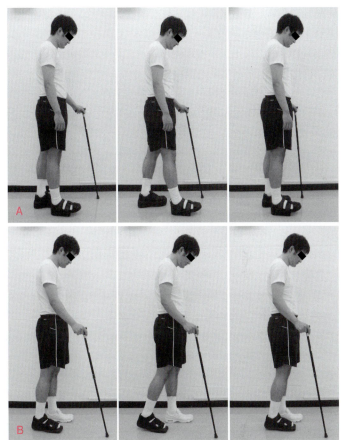

図15 歩行パターンの検討
A：前足部に潰瘍がある場合
B：後足部に潰瘍がある場合

用し（詳細は第Ⅳ章の1を参照），歩行獲得のために新たな歩行動作の学習をしなければならない（図14）．

B．フットウェア着用による身体的な問題

治療部位の免荷と動作制限，日常生活における活動量をふまえ歩行様式を検討する（図15）．つま先側に潰瘍がある場合，基本的には患側下肢を常に前方に振り出し接地させ，健常側を追随するような動作（揃え型や健側後ろ型）を指導する（図15-A）．必要であればこれにT字杖や松葉杖，歩行器を使用し，免荷率を増加させる．健常歩行の立脚後期でみられる"後方に足を送りだす動作"は前足部足底の床接地を促進させるためできるだけ制限し，足を前に振り出す動作に変更する．

踵側に潰瘍がある場合には，杖を潰瘍側の手に持ち健側下肢を前に出し，その後患側下肢を追随させるような歩行様式（図 15-B）に変更することも有効な場合がある．基本的には歩行する本人の能力と，潰瘍の場所とその部分の免荷量を考慮して，獲得可能な歩行様式を選択する．

免荷のための補高は重心を上方に持ち上げるため，バランス能力が低下している DN 合併患者では転倒の危険性が高くなる．「歩行機能障害に対する具体的な運動療法」の項で述べたように，バランストレーニングのために杖や歩行器，免荷用シューズを用いた動作学習を入念に行う必要がある．補高により床から足底への入力刺激も減少するため，下方を注視しやすくなる．頸部や体幹を前かがみにして下方をみると，重心が前方に移動してしまう．そのため前足部免荷のフットウェアを着用している場合には，前後方向への不安定性が増大する．鏡や安定した支持物を使って歩行練習を行い，目線をなるべく下に落とさずに，頸部と体幹を伸展させて歩くことを学習してもらう．安定性維持のために歩隔を大きくすることも時には練習として必要となる．

④ TCC や免荷装具を用いた足病変の治癒過程において発生する廃用症候群に対する理学療法

免荷用に多くの免荷用サンダルやウォーキングブレースが販売されているが，キャストやギプスの足底にあぶみゴムをヒールとして使用するトータルコンタクトキャスト（total contact cast：TCC）も選択される．創部感染や循環不全では TCC 着用での免荷動作を学習する．合併症や機能障害を多く有する病態に，移動手段として免荷歩行を獲得することは容易ではないため，事前のオリエンテーションも重要である．

免荷は患側下肢の非荷重や部分荷重を意味する．非荷重による 2 次的障害は周知のことであり，DN 合併患者においても 2 次的障害を少なくすることが課題となる．

廃用症候群では筋肉の量的低下や質的低下，体力低下，関節可動域や柔軟性の低下など多くの弊害が生じる．免荷期間や感染による安静時間が延長するときには，廃用症候群を予防することが重要である．1 日の安静臥床では筋量が約 0.5％減少し，加齢変化では 1 年で約 1％減少する．よって 2 日間の安静臥床は 1 歳分の加齢変化量に相当する．臥位でできる運動の提供はもちろんだが，発生が予測される機能障害を考慮したプログラムを早期から実施することが大事である．臥位での自発的な活動量の確保が困難な患者には他動的な運動を選択するが，骨格筋電気刺激などの物理療法を用いて有酸素運動や筋力増強効果を期待してもよい．下肢循環血流の改善には感染がある場合を除き，ラッチョウテストを応用する（図 16）ことで

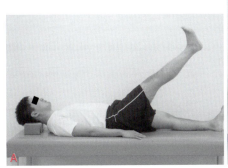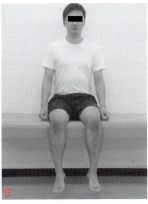

図16　下肢挙上位の保持（A）と下肢下垂での自己確認（B）

　下肢の循環・灌流の改善を図ることも必要である．その際には，下肢下垂時の色調変化に注意する．どの程度の時間で皮膚の発赤が出てくるかが効果判定の基準である．発赤が出ない場合は，高度の循環不良であり，特に注意が必要である．

> **アドバイス**
>
> ✓ 歩行機能障害の把握には歩行の特徴の変化を理解すること，歩行をタイミング別に考えること，目でみることができない足底への外力を予測することが必要である．外力を予測するためには，関節や筋肉および軟部組織の評価と，観察する動作の理解が必要となる．足に負担のかかる動作では足病変を悪化しないように配慮しつつ，身体機能を向上させることが必要である．

文　献

1) 土屋和雄ほか：第2巻　身体適応　歩行運動の神経機構とシステムモデル，第1版，オーム社，東京，26，2010
2) 中村隆一ほか：基礎運動学，第6版，医師薬出版，東京，361，2007
3) James W et al：Diabetic foot biomechanics and gait dysfunction. J Diabetes Sci Technol 4：833-845, 2010
4) Jerrold P et al：Gait characteristics in people with type 2 diabetes mellitus. Eur J Appl Physiol 93：640-647, 2005
5) Yavuzer G et al：Gait deviations of patients with diabetes mellitus：looking beyond peripheral neuropathy. Eura Medicophys 42：127-133, 2006
6) Raspovic, A et al：Gait characteristics of people with diabetes-related peripheral neuropathy, with and without a history of ulceration. Gait Posture 38：723-728, 2013

7) 宮崎憲一郎ほか：平地歩行時にかかる衝撃の下肢荷重関節部での緩衝について．日本臨床バイオメカニクス学会誌 16：447-450，1995
8) Sacco IC et al：Influence of the diabetic neuropathy on the behavior of electromyographic and sensorial responses in treadmill gait. Clin Biomech 18：426-34, 2003
9) Giacomozzi C et al：Walking strategy in diabetic patients in the peripheral neuropathy. Diabetes Care 25：1451-1457，2002
10) Katoulis EC et al：Gait abnormalities in diabetic neuropathy. Diabetes Care 20：1904-1907，1997
11) Gomes AA et al：Electromyography and kinematic changes of gait cycle at different cadences in diabetic neuropathic individuals. Muscle Nerve 44：258-268，2011
12) Kwon OY et al：Comparison of muscle activity during walking in subject with and without diabeteic neuropathy. Gait Posture 18：105-113，2003
13) Sartor C et al：Effects of a combined strengthening, stretching and functional training program versus usual-care on gait biomechanics and foot function for diabetic neuropathy a randomized controlled trial. BMC Musculoskeletal Disorders 13：36，2012
14) Turan Y et al：Does physical therapy and rehabilitation improve outcomes for diabetic foot ulcers? World J Exp Med 20：130-139，2015
15) Francia P et al：Diabetic foot prevention：the role of exercise therapy in the treatment of limited joint mobility, mujscle weakness and reduced gait speed. Italian J Anatomy and Embryology 1：21-32，2015
16) 辻野綾乃ほか：足指圧迫力と前方リーチ動作時の足圧中心位置の関係．理学療法科学 22：245-248，2007
17) Katherine I et al：Balance interventions for diabetic peripheral neuropathy：a systematic review. J Geriatr Phys Ther 34：109-116，2011
18) Song CH et al：Effects of an exercise program on balance and trunk proprioception in older adults with diabetic neuropathies. Diabetes Technol Ther 13：803-811，2011
19) Brach JS et al：Physical Therapy，2008
20) Veerle S et al：Electromyographic activity of trunk and hip muscles during stabilization exercises in four-point kneeling in healthy volunteers. Eur Spine J 16：711-718，2007
21) Jung HL et al：Therapeutic effects of strengthening exercise on gait function of cerebral palsy. Disabil Rehabil 30：1439-1444，2008
22) Veves A et al：The risk of foot ulceration in diabetic patients with high foot pressure：a prospective study. Diabetologia 35：660-663，1992
23) Harrison S et al：Do patients with diabetes wear shoes of the correct size? Int J Clin Pract 61：1900-1904，2007

（大関　直也）

V

リハビリテーション
対象患者に対する
フットケアの実際

1 フットケアにおけるコメディカルの役割

1 身体機能・歩行動作からみたフットケアの実践に向けて

　第Ⅳ章から第Ⅴ章にかけて，糖尿病足病変を有する症例において，身体機能・歩行動作に注目して，主にその病態への影響と生活機能の低下という2つの側面から解説していただいた．また，運動機能的な異常が靴のフィッティング不良や足底負荷量の増加にどのような影響を与え，バランス障害や治癒過程における廃用症候群が生活機能をどの程度低下させるかに関して解説していただいた．さらに，これらの問題に対するフットケアやリハビリテーション的介入についても，その効果という側面をふまえて解説していただいた．

　日本下肢救済・足病学会では，学会の掲げる目的と事業のなかでリハビリテーションの必要性について触れており，フットウェア，義肢装具，リハビリテーションをフットケアと同列に置き，その重要性を強調している（図1）[1]．本書で重点を置く身体機能・歩行動作からみたフットケアの実践によって，糖尿病足病変の予防および治療への効果を高める一助となるように願っている．これらのフットケアを現場で実践するには，これまでにフットケアの領域へ十分にかかわってこなかった理学療法士や作業療法士などの運動障害に対する治療を業とするリハビリテーション専門職がフットケアのチームに参画することが，フットケアに関するチーム医療の力をより向上させるのに有効と思われる．

2 身体機能・歩行動作からみたフットケア介入の実際

　下肢慢性創傷患者に対する介入は，創傷治療期と再発予防期でかかわりが大きく異なる（図2）[2]．また，下肢慢性創傷は糖尿病神経障害（diabetic neuropathy：DN）と末梢動脈疾患（peripheral arterial disease：PAD）を主要な要因とするが，どちらが主要因であるかによりその対応は変化する．特に痛みの有無やそれに伴う活動性の違いなど，神経障害性と虚血性では活動量の制限という点で考え方が異なる．身体機能・歩行動作からみたフットケアについても，その介入は同様である．

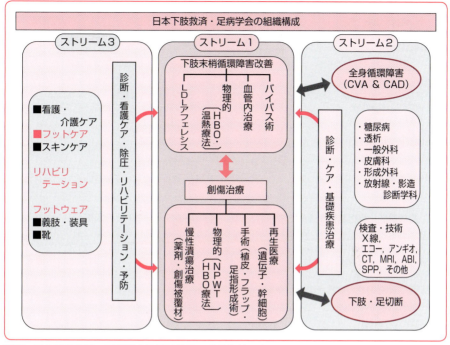

図1 日本下肢救済・足病学会における3つのストリーム

HBO療法：hyperbaric oxygen therapy（高気圧酸素療法），LDLアフェレシス：low density lipoprotein 吸着療法，フラップ：遊離皮弁法，NPWT：negative pressure wound therapy（局所陰圧閉鎖療法），CVA：cerebrovascular accident（脳血管障害），CAD：coronary artery disease（冠動脈疾患），エコー：超音波検査，アンギオ：血管造影法，ABI：ankle brachial index（足関節上腕血圧比），SPP：skin perfusion pressure（皮膚組織灌流圧）

日本下肢救済・足病学会では，下肢を救済し，足病の治療，ケア，予防を行い，患者のQOLの向上を目的とし，3つのストリームを設定している．ストリーム1は，下肢救済・足病治療，ストリーム2は下肢・足病の検査・診断，足病にかかわる基礎疾患治療である．これらに加えて，ストリーム3では看護，看護・介護ケア，除圧，予防に加えてフットケア，リハビリテーション，義肢・装具が設定されており，リハビリテーション専門職も一定の役割を担うことが期待されている．

（文献1）より引用）

　本章の前半では，下肢慢性創傷患者に対して身体機能・歩行動作に注目した具体的な介入内容を提示し，症例のとらえ方，テーラメイド・オーダメイドな対応について紹介する．

　糖尿病足病変へのリハビリテーション専門職によるフットケアや介入の有効性はもとより[3]，リハビリテーション専門職がどのようなことを行えるかの認識が現段階では十分に共有化されていないと思われる．日本糖尿病療養指導士制度における

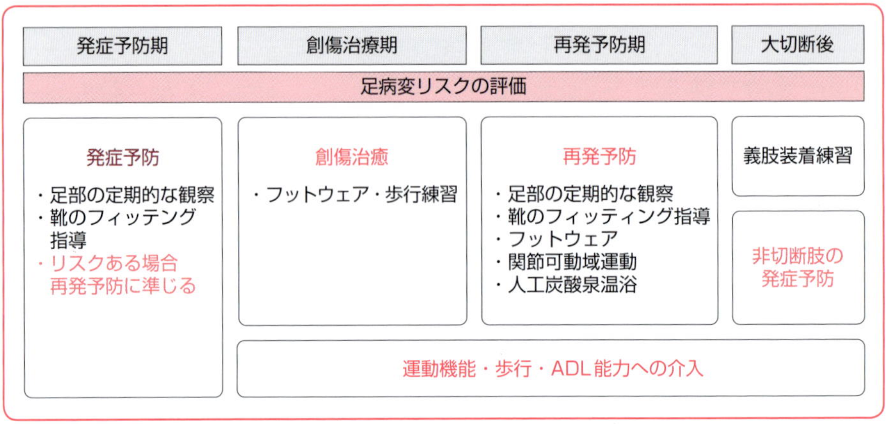

発症予防期	創傷治療期	再発予防期	大切断後
足病変リスクの評価			
発症予防 ・足部の定期的な観察 ・靴のフィッティング指導 ・リスクある場合再発予防に準じる	**創傷治癒** ・フットウェア・歩行練習	**再発予防** ・足部の定期的な観察 ・靴のフィッティング指導 ・フットウェア ・関節可動域運動 ・人工炭酸泉温浴	義肢装着練習 非切断肢の発症予防
運動機能・歩行・ADL能力への介入			

図2 身体機能・歩行動作からみた糖尿病足病変の病期別のフットケアと介入例
糖尿病足病変の病期は，4つの病期としてとらえることができる．身体機能・歩行動作からみたフットケアと介入はそれぞれの病期により異なる．発症・再発予防期には，発症・再発リスクの低減を達成しつつ，身体活動量を高める介入が中心となる．創傷治療期においては，創傷治癒を阻害せず生活機能を維持・向上することが目的となる．切断後は，歩行において中心となり足底への負荷が増す非切断肢の管理が中心となる．

各職種の療養指導上の役割としては，"運動療法"が明記されており，糖尿病療養指導において，この点は多職種からも共通の認識が得られていると思われる．一方で，『糖尿病療養指導士ガイドブック』における「糖尿病足病変に対する療養指導」の項での役割は，現状では十分に示されていない[4]．

3 身体機能・歩行動作からみたフットケアが普及しなければならない根拠

第Ⅰ章で述べたように，積極的なリハビリテーションを必要とする患者において，フットケアに注目しなければならない患者が今後，ますます増加すると予測される．以下，繰り返しとなるが，血液透析患者においては糖尿病腎症が導入原因疾患の第1位であり[5]，糖尿病腎症による血液透析患者では，DNが高頻度で合併するため，フットケアが必要不可欠である．PADの合併も高率であり，足関節上腕血圧比（ankle brachial index：ABI）<0.9を基準とした調査では16.6〜16.7％，皮膚組織灌流圧（skin perfusion pressure：SPP）を用いた調査では37.2％でPADが認められたとされる[6]．これらの背景により，血液透析患者では2005年時点で，

183,492例中，4,755例（2.6％）に下肢切断が認められ，そのうち70％が糖尿病患者である[6]．下肢切断患者という観点からは，過去においては外傷による切断が中心であったが，近年は糖尿病やPADによる切断が70％以上を占めている[7]．DNは両側性に出現する[8]という病態を鑑みると，非切断肢への介入は必須であるといえる．また，大切断ではなく小切断（足部の部分的な切断）での5年後の潰瘍再発率も70％以上と高率である[9]．小切断においては，主に前足部，足趾が失われるため足底負荷量の増加は必発である．

糖尿病患者は非糖尿病者と比較して冠動脈疾患が2～4倍，脳血管疾患は約2倍の発症リスクである[8]．糖尿病患者の冠動脈疾患では，DNによる無症候性心筋虚血例が多い[8]．この場合，足病変リスクを患者が有している可能性が高くなる．リハビリテーションの主要な介入対象疾患である脳血管疾患患者では糖尿病の合併が多いのは周知の事実であるが，さらに脳梗塞発症時に診断されていない糖尿病や糖代謝異常が多く認められるとも報告されている[10]．卜部らによれば，糖尿病未診断の脳梗塞患者の24.8％に糖尿病が認められ，38％に境界型の耐糖能異常が認められたとしている．これらは，脳血管疾患患者においては発症前・発症早期から足病変リスクが高い可能性を示唆している．また，痙性麻痺による足部変形，歩容の変化による足底負荷量の上昇は潰瘍形成の危険因子となる可能性がある．

以上，リハビリテーション専門職が，日常臨床において，フットケアの観点を持って患者の診療にあたらねばならない根拠を概説した．しかしながら，現状ではリハビリテーション専門職がフットケアの観点を十分に有して診療にあたることが，諸種の問題から実現できないかもしれない．従来，フットケアに携わってきた医師や看護師から，リハビリテーション専門職に対して，身体機能・歩行動作の観点からみたフットケアの重要性を啓発していただくことが必要である．

本章の後半では，リハビリテーション対象患者において，足病変リスクが想定される場合，どのようにリスクを評価し，フットケアと介入を行うべきかについて解説していただいた．創傷の集学的な治療が可能な施設だけではなく一般的な医療機関においても，多くの足のリスクを持った症例へチームでかかわるために身体機能・歩行動作からみたフットケアに関する知識を多くの職種が獲得し，実際に介入を行うことは，救肢という点で大きな意味があると考える．

文献

1) 日本下肢救済・足病学会：本学会の目的と事業．http://www.jlspm.com/tokucho.html
   （2015年11月20日閲覧）

2) 河辺信秀:糖尿病足病変の臨床研究と理学療法介入.理学療法学 40:688-695,2013
3) 日本理学療法士協会:理学療法診療ガイドライン,第1版(2011),日本理学療法士協会,2011
4) 日本糖尿病療養指導士認定機構(編):糖尿病療養指導ガイドブック2015,メディカルレビュー社,東京,2015
5) 日本透析医学会:わが国の慢性透析療法の現況.http://docs.jsdt.or.jp/overview/ (2015年11月20日閲覧)
6) 日本透析医学会:血液透析患者における心血管合併症の評価と治療に関するガイドライン.透析会誌 44:337-425,2011
7) 徳弘昭博:切断の疫学―身体障害者手帳診断書に基づく調査から見た切断の発生と対応―.総合リハ 21:749-753,1993
8) 日本糖尿病学会(編):科学的根拠に基づいた糖尿病診療ガイドライン2013,南江堂,東京,2013
9) Apelqvist J et al: Long-term prognosis for diabetic patents with foot ulcer. J Intern Med 233:485-491,1993
10) Urabe T et al: Prevalence of abnormal glucose metabolism and insulin resistance among subtypes of ischemic stroke in Japanese patients. Stroke 40:1289-1295,2009

(河辺 信秀,野村 卓生)

2 下肢慢性創傷

1）糖尿病神経障害による創傷治療期の患者

症例情報

基本情報 40代，男性，身長182cm，体重81kg，BMI 24.5kg/m²．

診断名 左第1趾足底胼胝下潰瘍（図1）．

現病歴 2ヵ月前に左足裏に胼胝を自分で発見し，削ったところ出血し，ずっと放置していた．かかりつけ医の病院診察（内科）を受け，スルファジアジン銀塗布，メロリン®保護をするようにいわれ処置をしていたが，1～2週間様子をみて改善せず，当院創傷ケアセンター（形成外科）に紹介となる．

現症 創サイズ20×15×10mm，屈筋腱を越えて骨に達する深さ．胼胝を除去し，潰瘍をデブリドマンすると出血あり，排膿なし．

合併症 2型糖尿病，糖尿病網膜症（レーザー治療中），動脈硬化，無症候性心筋虚血．糖尿病は26歳時に発症し，約20年間治療，中断を繰り返してきている．

入院時検査所見
足関節上腕血圧比（ankle brachial index：ABI）：右1.33，左1.41（基準1～1.3）．

血液検査：血糖値255mg/dL（基準　随時血糖値200mg/dL以下，空腹時血糖値126mg/dL以下），HbA1c 8.4％（基準4.6～6.2％），CK 46 単位/L（基準0～12単位/L），白血球11,240（基準　男性5,000～8,500，女性5,000～8,000），PT-INR 0.96（基準1～1.25）．

医学的管理
薬物療法：サキサグリプチン，2.5mg，1錠，1日1回朝食後．

嗜好 喫煙．

趣味 ドライブ．

運動歴 特になし．

職業 半導体工場勤務，クリーンルームで1日10時間程度の立ち仕事，安全靴を履く．

家族構成 母と妹の3人暮らし．

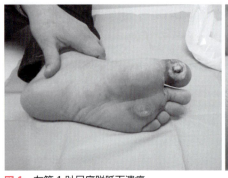 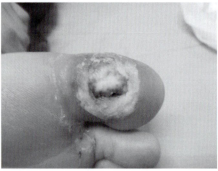

図1 左第1趾足底胼胝下潰瘍

1 評価

① 主訴,デマンド,デザイア,ニーズ,ゴール
- 主訴:歯が痛むので入院中に歯科治療もしたい.
- デマンド:足の傷を治して仕事に戻りたい.
- デザイア:仕事に復帰し安定的な収入を得たい.
- 医療者からみたニーズ:入院中は安静と患部免荷のコントロールを行い,創の治癒を促す.その間,糖尿病に関する教育と生活指導を行い,病態の悪化を防ぐことが重要.立ち仕事であるため靴に入れられるインソールの必要性を検討する.
- リハビリテーションゴール:
  長期ゴール(3ヵ月) 職業復帰と勤続.
  短期ゴール(1ヵ月) 創治癒.

② 心身機能,身体構造
- 意識障害:なし.
- 高次脳機能:問題なし.
- 精神・心理機能:問題なし.
- 反射:深部腱反射(右/左) 膝蓋腱反射(低下/低下),アキレス腱反射(低下/低下).
- 感覚障害:5.07モノフィラメントで防御知覚脱失(図2).
- 筋力:
  徒手筋力テスト(manual muscle testing:MMT;右/左) 股関節伸展(4/4),股関節外転(3/3),股関節屈曲(4/4),膝関節屈曲(4/4),膝関節伸展(4/4),

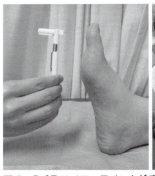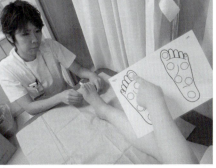

図2 5.07モノフィラメント検査

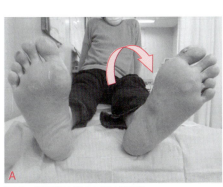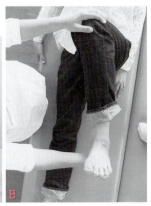

図3 股関節内旋の可動域制限
A：日々の診察のなかで患者の姿勢を観察する．左足は大きく傾いており股関節の可動域制限があることを推測できる．
B：股関節内旋可動域制限を認める．

足関節背屈（4/4），足関節底屈（4/4）．
体重支持指数（WBI）[注1]　右0.52，左0.53．
- 握力：右32.5 kg，左30.5 kg．
- 関節可動域（range of motion：ROM；右/左）：
  股関節（図3）　内旋（20°/0°），SLR（70°/65°）．

注1）体重支持指数（weight bearing index：WBI）とは"膝伸展筋力（大腿四頭筋）÷体重"で，自分の体重を支える脚力がどの程度あるのかをみることができる．WBIから下肢のけがや障害を予防し，安全に行える運動種目の提案ができる．40代，男性の基準値は0.53．

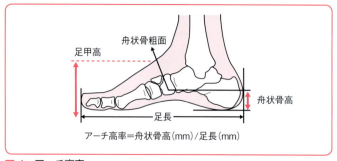

図4 アーチ高率

足関節　背屈（膝屈曲）（40°/40°），背屈（膝伸展）（15°/10°）．
母趾中足趾節（metatarsophalangeal：MP）関節　伸展（5°/0°）．
- 足部アーチ（図4）：アーチ高率 15.8%，舟状骨高 42 mm，足長 265 mm，足甲高 80 mm．
- バランス能力：開眼片脚立位保持は右 12 秒，左 8 秒[注2]．
- 疼痛：なし．

③ 活　動
- 寝返りから立ちあがり：自立．
- 立位：開眼立位は自立，閉眼立位は困難．
- 歩行：屋内，屋外ともに自立．
- 階段昇降：可能．
- 病棟内 ADL：自立．

④ 参　加
- 自宅復帰：困難．
- 職場復帰：困難．

⑤ 足圧計側
　A．立位（図5）
- 方法：立位計測は圧力分布解析機器（プレダス，アニマ社，東京）を用いて，60×

注2）開眼片脚立位のカットオフ値（参考タイム）については，日本整形外科学会の見解として，開眼時の片脚立位保持時間が 15 秒未満の場合，かつ運動機能低下をきたす疾患を罹患しているものは"運動器不安定症"と称している．また，こつこつウォーク 2006 の調査では 40 代で 15 秒未満であった割合は 7.6% であるとの報告がある．本症例は左右ともカットオフ値を切っていることから運動器不安定性であると考える．

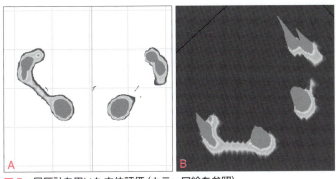

図5 足圧計を用いた立位評価（カラー口絵を参照）
A：2次元分布，**B**：3次元分布

60cm正方形シート上に静止立位の状態で計測する．
- 結果：荷重量は右57.2kgf/cm²・左52.1kgf/cm²，股関節外旋位，つま先角拡大がみられる．

B．歩行（図6〜8）

- 方法：歩行計測は約9mの歩行路の中間地点に2.4mのシート式足圧接地足跡計測装置ウォークWay（アニマ社）を設置し，快適歩行より裸足データを採取する．さらに，データから定常歩行の足跡を抽出し，圧力分布解析機器にて足圧分布を解析する．
- 結果：

総合距離情報　ストライドは右127.1cm・左124.7cm，歩幅は右63.7cm・左62.2cm，歩隔は右9.1cm・左9.4cm，つま先角は右15.8°・左20.5°．

総合時間情報　歩行周期は右1.18秒・左1.19秒，立脚期は右0.72秒・左0.73秒，遊脚期は右0.48秒・左0.46秒，両脚支持期は右0.13秒・左0.12秒，スピードは107.5cm/秒，ケイデンスは102歩/分．

足圧力情報（トライアル1本目の左2歩目を抽出）　2次元分布では足圧中心（center of pressure：COP）軌跡が母趾を通過，3次元分布では前足部圧のボリュームが内側優位，経時グラフでは母趾圧ピーク値12.4kgf/cm²．

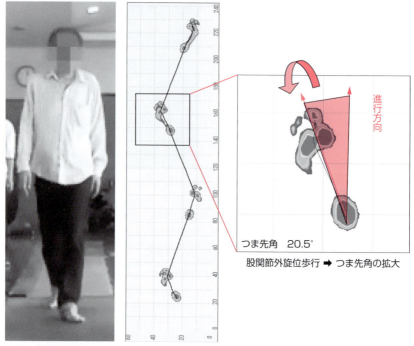

図6 足圧計を用いた歩行評価（カラー口絵を参照）

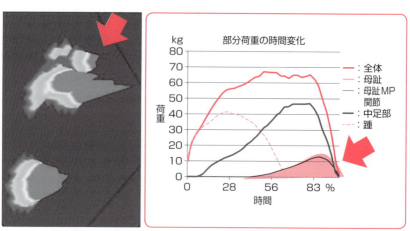

図7 入院時の歩行評価（母趾圧ピーク値 12.4 kgf/cm²）（カラー口絵を参照）

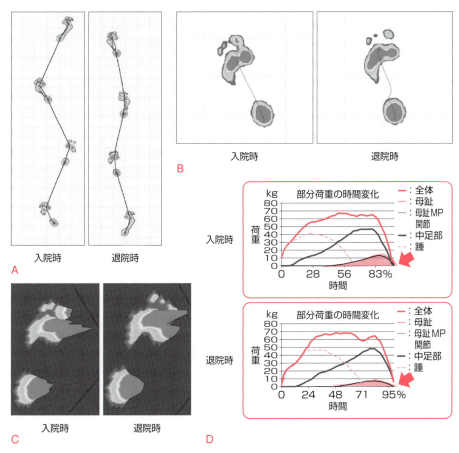

図8 入院時, 退院時の歩行における足圧変化 (カラー口絵を参照)
- **A** : 歩行時足跡のつま先角の比較. 入院時, 退院時のつま先角の違いが明らかである.
- **B** : 2次元分布による左足1歩の足圧中心 (COP) 軌跡の比較. COP軌跡の最終通過が入院時の第1趾から退院時は第3趾へ変化している.
- **C** : 3次元分布による左足1歩の足圧量の比較. 後足部圧量は変わらないが, 前足部圧量は入院時内側から退院時外側へ変化している.
- **D** : 左足1歩の経時的部分荷重の比較. 後足部, 前足部の圧バランスは変わらずとも母趾圧ピーク値が減圧できている (12.4kgf/cm² → 8.2kgf/cm²).

2 プログラム

① 方 針

- 末梢神経障害を有し荷重調整困難なため, 創傷治療期の下肢免荷を徹底する.

- 無症候性心筋虚血を合併しているため，運動強度は低負荷運動で設定する．
- 日常的な運動習慣がないため，生活における運動ポイントをみつける．

② プログラム内容
1) 歩行指導（揃え型歩行，つま先角の修正）
2) 除圧フェルトによる患部免荷
3) 下肢ストレッチ
4) 自転車エルゴメーター（負荷1〜1.5kg，10分）
5) 立位バランス練習（線上歩行）

3 経 過

① 入 院
- 入院 1日目：リハビリテーション処方，身体評価および歩行評価．
- 入院 7日目：手術（足底腱膜切離術およびデブリドマン）．
- 入院15日目：インソール採型．
- 入院15日目：心エコー検査．
- 入院17日目：冠動脈造影（coronary angiography：CAG）および経皮的冠動脈形成術（percutaneous coronary intervention：PCI）施行（左回旋枝90％→25％）．
- 入院29日目：歯科治療（上顎，抜歯）．
- 入院31日目：インソール完成，退院（図9）．

② 変化点（入院時 → 退院時）
- つま先角：20.5°→ 9.6°（10.9°減少）．
- 母趾ピーク圧：12.4kgf/cm² → 8.2kgf/cm²（34％低減）．
- アーチ高率：15.8％ → 13.0％（アーチ低下）．
- 舟状骨高：42mm → 35mm（7mm下降）．
- 足長：265mm → 270mm（5mm延長）．
- COP：第1趾 → 第3趾（外側移動）．

4 まとめ

　症例は糖尿病罹患歴20年で，その間治療の中断，放置を繰り返し，血糖コントロールに難渋していた．それは多忙な仕事と不規則な食生活によるものであった．母趾潰瘍の評価・治療に関しては協力的であったが，末梢神経障害を有しているこ

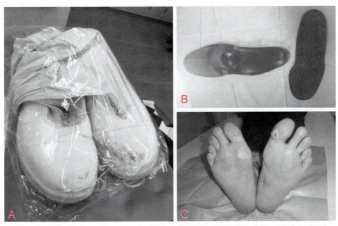

図9 安全靴（A），インソール（B）と退院後の足所見（C，潰瘍は母趾胼胝へ）

とより母趾の痛みを感じず，また糖尿病網膜症を合併し視力低下を認めることより潰瘍を自身の目で観察しにくい状況であり，今後のフットケアが懸念された．よって評価のなかで身体要因を1つひとつ分析し，潰瘍の原因と思われる点については運動と生活のなかで改善していくよう説明を行い，1日2回（歯科治療がある日は1日1回）介入することとした．

評価の結果，末梢神経障害に加え立位バランス能力の低下，股・足関節の関節可動域制限を認めた．足関節背屈制限および母趾MP関節伸展制限は，歩行時のロッカー機能における必要可動域角（足関節背屈10°，母趾MP関節伸展0°）を満たしておらず，歩行時足底圧の上昇を引き起こす要因と考えられた．

また，潰瘍原因としては本症例の身体的特徴である股関節外旋位歩行（がに股歩行）およびハイアーチがあげられる．ハイアーチに関しては母趾圧負荷を高める因子であることから，アーチ下降を目的に医師により足底腱膜切離術をデブリドマンと併用して施行された．股関節外旋位歩行はつま先角が拡大することで歩行時の下肢荷重線直下に母趾が位置するため，母趾圧を上昇させると考えた．つま先角とは歩行時の進行方向に対する足先の開き具合を示し，つま先角拡大の原因としては立位バランス能力の低下が関連し，立位・歩行の不安定さを補うため支持基底面を拡大させていたと推察される．さらに股関節外旋位歩行では足関節ロッカー機能を根本的に活用せず，前述した足関節背屈・母趾MP関節伸展機能を損なうことにつな

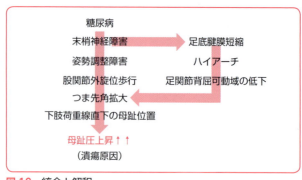

図10 統合と解釈

がると考えた．股関節外旋位歩行の修正を目的に介入して，股関節内旋方向への筋ストレッチや立位バランス練習，歩行指導を行い，歩行時つま先角の修正を試みた結果，つま先角20.5°から9.6°へ修正可能となり，歩行時母趾圧を低減した．そして，本症例は良好な入院経過より最短で創傷治癒・退院に導くことができた．足関節評価だけでなく多面的な視点で評価を行い，統合と解釈を行うことで潰瘍原因を追及することができた（図10）．

末梢神経障害を有する糖尿病患者は身体に入力される感覚が少ない故に，痛みや不安，防御心などの再発予防を行ううえで必要な要素が得られにくい．われわれフットケア従事者は原因や課題をできるだけ"可視化"し，本人に有益な情報を提供することが必要である．

また，本症例は1ヵ月の入院期間中に心臓血管治療および歯科治療を併用しながら創傷治療を行った．糖尿病患者の入院治療は足だけでなく全身のメンテナンスをすることが重要であり，無徴候であっても合併症を疑い，運動強度やバイタル管理を怠らないよう留意すべきである．

最後に，本症例は退院後すぐ半導体メーカー工場に職場復帰を果たし，勤続されている．職場で使用する安全靴にはインソールを入れており，自宅でのストレッチと歩行への配慮をお願いしている．母趾潰瘍は治癒し再発に至っていないが，同部位に薄い胼胝が形成されることがあるので，定期的なフットケア外来受診でフォローしている．

> **アドバイス**
>
> ✓ フットケアでは足をみることが基本だが,足をみているだけでは潰瘍や胼胝は治らない.潰瘍や胼胝は結果であって,その原因は違うところにあることが多いように思う.足をみた後は,フットケア患者の立ち方や歩き方をみてみよう.いつもどのように過ごしているのか生活の様子をきいてみよう.足以外のところからフットケアの良いヒントがもらえるかもしれない.

(大塚 未来子)

2 下肢慢性創傷

2）末梢動脈疾患による創傷治療期の患者

症例情報

基本情報 73歳，男性，身長167cm，体重70.2kg，BMI 25.2kg/m²．

診断名 閉塞性動脈硬化症．

現病歴 20XX年6月，間欠性跛行を主訴にA病院を受診．下肢動脈造影検査にて右外腸骨動脈に75％の，浅大腿動脈に90％の狭窄を認め，血管内治療を施行した．一方，左外腸骨動脈に75％の狭窄を認めたが，経過観察する方針となった．同年8月に左第5趾を挫創，9月中旬に入院加療を開始した．10月初旬に左第5趾を切断，術後9日目より理学療法を開始した．

合併症 糖尿病，慢性腎不全，狭心症．

既往歴 糖尿病治療を10年前より開始（糖尿病罹病期間〈推定罹患期間〉10年，空腹時血糖値104mg/dL，HbA1c 6.5％，糖尿病網膜症不明，糖尿病腎症あり〈Ⅳ期〉，糖尿病神経障害あり）．腎不全を7年前に指摘され，生活指導などの教育を継続されている．狭心症に対する血管内治療の施行歴がある．

入院時検査所見

Fontaine分類：右Ⅱ，左Ⅳ（図1-A）．

足部エックス線単純撮影，MRI：左第5趾に炎症像を認めない（図2-A）．

下肢動脈造影検査：右は前脛骨動脈，後脛骨動脈，腓骨動脈に閉塞所見（100％）あり．左は外腸骨動脈，浅大腿動脈に75％の，後脛骨動脈に90％の狭窄所見，腓骨動脈に閉塞所見（100％）あり．

足関節上腕血圧比（ankle brachial index：ABI）：右0.64，左0.60．

足趾上腕血圧比（toe brachial index：TBI）：右0.28，左0.36．

下肢動脈エコー：右は前脛骨動脈，後脛骨動脈に中等度から重度の，左は総大腿動脈から末梢に軽度から中等度の狭窄病変が疑われる．

皮膚組織灌流圧：右は足背28mmHg・足底41mmHg・第1趾19mmHg，左は足背29mmHg・足底48mmHg・第1趾25mmHg．

安静時心電図：房室ブロックⅠ度．

血液学検査：Hb 11.1g/dL（基準14.0〜18.0mg/dL），Ht 32.8％（基準39.0〜52.0％）．

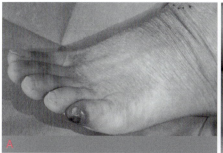
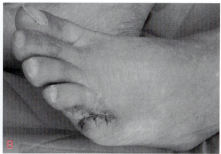
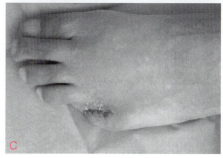

図1　左第5趾および切断端の経過
A：入院時．患部は黒色化，発赤および腫脹を認めた．
B：理学療法開始時．第5趾切断術後．患部は閉創未抜糸の状態．
C：術後17日目．抜糸後3日目だが，患部周囲に炎症など異常所見はない．

血清生化学検査：Alb 4.0g/dL（基準4.0〜5.0g/dL），Cr 4.05mg/dL（基準0.60〜1.10mg/dL），HbA1c 6.5％（基準4.6〜6.2％），BUN 41.8mg/dL（基準8.0〜22.0mg/dL），CRP 1.7mg/dL（基準0.3mg/dL以下）．

医学的管理

食事療法：腎臓病食保存期（指示エネルギー1,600kcal/日，食塩制限あり〈6g未満/日〉，蛋白制限あり〈30g/日〉）．
薬物療法：血管拡張薬（ニフェジピン40mg/日，アムロジピン10mg/日），抗血小板薬（アスピリン100mg/日，クロピドグレル75mg/日），2型糖尿病治療薬（テネリグリプチン20mg/日），高脂血症治療薬（エゼチミブ10mg/日，アトルバスタチン10mg/日），降圧薬（バルサルタン160mg/日）．

嗜好　喫煙20本/日．
職業　無職．
家族構成　妻，息子夫婦，孫2人．
家屋環境　一戸建て住宅．

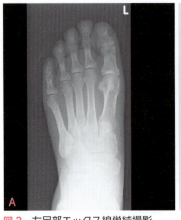
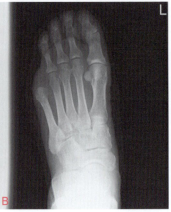

図2　左足部エックス線単純撮影
A：術前．左第5趾に明らかな炎症像はない．
B：左第5趾切断術後．

1 開始時の評価

① 主訴，視診，触診

- 主訴：左第5趾切断端の疼痛．右足趾の冷感．
- 視診：左第5趾切断端閉創未抜糸（図1-B，2-B）．腫脹，発赤なし．右第2～5趾暗紫色．
- 触診：左足部皮膚温正常．右第1～5趾冷感あり．左後脛骨動脈の脈拍減弱．

② 心身機能，身体構造

- 感覚障害：左足部振動覚鈍麻．痛覚正常．
- 関節可動域（range of motion：ROM；右/左）：
  足関節　背屈（15°/10°），底屈（35°/45°），回外（20°/20°），回内（10°/10°）．
  中足趾節関節　屈曲（30°/30°），伸展（45°/35°）．
  膝・股関節　明らかな可動域制限なし．
- 徒手筋力検査（manual muscle testing：MMT；右/左）：
  股関節　屈曲（5/4），伸展（4/4），外転（4/4），内転（5/5）．
  膝関節　屈曲（5/5），伸展（5/5）．
  足関節　背屈（5/5），底屈未計測．
- 膝関節伸展等尺性筋力（体重比）：右27.3kg（38.9％），左23.5kg（33.5％）（基

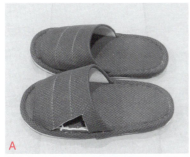
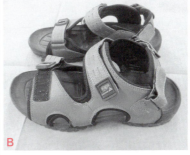
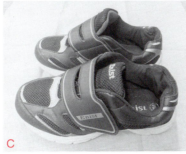

図 3　歩行時に使用した履物
A：自己判断で除圧調節したスリッパ．全面布製．自己判断で第5趾外側部に除圧が施してある．
B：市販のサンダル．底はゴム製で，中足骨頭部で撓む程度の硬さ．前足部のベルトが開閉可能で，患部処置を施した後に包帯を巻いていても，ある程度の周径変化に対応が可能．
C：市販のスニーカー．靴底は中足骨頭部で撓む程度の硬さ．ロッカーソール．

準　70歳代男性体重比55.8％）．

③ 活　動

- 歩行：T字杖歩行自立．10m歩行時間（T字杖）15.14秒（39.6m/分）．
- 履物：自己にて除圧を図ったスリッパ（図3-A）．
- 基本動作および身辺動作：自立．

2　4週後の評価

① 主訴，視診，触診

- 主訴：右第2・3趾安静時疼痛．
- 視診：左第5趾切断端閉創抜糸後，哆開や腫脹，発赤などの異常所見なし．右第2・3趾趾腹部に局所的な発赤あり．座位で右第2・3趾暗紫色が徐々に増強していく．
- 触診：左足部皮膚温正常．右前足部冷感あり．

② 心身機能，身体構造
- ROM，MMT：開始時と著変なし．
- 膝関節伸展等尺性筋力（体重比）：右 24.3 kg（35.0％），左 21.8 kg（31.4％）．
- 皮膚灌流圧：右は足背 65 mmHg・足底 35 mmHg・第 1 趾 37 mmHg，左は足背 37 mmHg・足底 61 mmHg・第 1 趾 27 mmHg．

③ 活　動
- 歩行：院内独歩自立．10 m 歩行時間 10.70 秒（56.1 m/分）．
- 履物：市販のスニーカー（図 3-C）
- 基本動作および身辺動作：自立．

3 プログラム

1）歩容指導
2）エルゴメーター
3）ROM 運動
4）ストレッチ
5）筋力増強運動
6）人工炭酸泉足浴

症例は左第 5 趾切断創を有し，治癒までに 4 週間程度を要した．その間右下肢の虚血進行が観察されたため，プログラムは臨床症状に配慮して設定した（図 4）．

4 経　過

① 左下肢の経過
- 術後　9 日目：理学療法を開始．歩容および履物について助言．自転車エルゴメーター（20 W，10 分）を開始．
- 術後 12 日目：市販サンダル（図 3-B）の使用を開始．
- 術後 14 日目：左切断端全抜糸（図 1-C）．
- 術後 17 日目：抜糸後の切断端は異常所見なく経過しており，左下肢人工炭酸泉足浴を開始．市販スニーカー（図 3-C）の使用を開始．
- 術後 23 日目：左外腸骨動脈狭窄に対する血管内治療を施行．
- 術後 26 日目：左第 5 趾断端の治癒を確認．

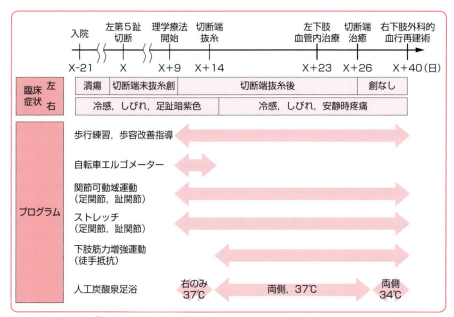

図4 臨床症状とプログラム

② 右下肢の経過

- 術後12日目：右足趾の暗紫色，冷感の訴えが増強．自転車エルゴメーターを中止し，下肢徒手抵抗運動を開始（虚血性疼痛の有無・程度に配慮）．右下肢人工炭酸泉足浴を開始．
- 術後16日目：右足趾安静時疼痛を自覚．
- 術後31日目：右下肢人工炭酸泉足浴中に第2・3趾の疼痛増強の訴えあり．以降，足浴温度を下げて施行．
- 術後40日目：右膝下膝窩動脈‐後脛骨動脈バイパス術施行．

本稿においては右下肢の以降の経過について割愛する．

③ 足病変への介入

A．履物に関する助言と歩容指導

症例は自己にて除圧を図ったスリッパを使用していたが，全面布製で，底が薄く，床からの衝撃吸収力が不十分であった．そこで，ある程度の底の厚さ・硬さがあり，アッパーの開閉が可能なサンダルを使用した．また，患部への負荷量低減を目的として揃え型歩行を推奨した．表1に，切断端足底面の最大垂直負荷量および歩行

表 1　左第 5 趾切断端足底面の最大垂直負荷量と歩行に関する計測値

歩容	補助具	切断端足底面の最大垂直負荷量*(%)	10m 歩行時間(秒)	速度(m/秒)	歩行率(歩/分)	歩幅(cm)
市販サンダル着用時						
通常歩行	T 字杖	100.0	15.14	39.6	92	43
揃え型歩行		38.8	23.57	25.5	79	32
市販スニーカー着用時						
通常歩行	独歩	245.6	10.95	54.8	103	53

切断端足底面の最大垂直負荷量の計測は圧電センサー（シート型変動荷重センサ柔軟タイプ，計測サポート製，広島）と小型無線記録器（ロジカルプロダクト社製，福岡）を，歩行に関する計測は歩行分析計 MG-M1110（LSI メディエンス社製，東京）を用いた．
＊：市販サンダルを着用し T 字杖を使用した通常歩行を行った場合を 100 としたときの比．

速度などの計測値を示す．サンダル着用下での当該部位の最大垂直負荷量について通常歩行時を 100％とした場合，揃え型歩行では 38.8％と，約 60％の低減を認めた．一方，揃え型歩行では通常歩行と比較し歩幅の短縮，歩行速度および歩行率の低下を認めた．また，抜糸後，スニーカーを着用し当該部位の通常歩行時の最大垂直負荷量を計測したところ，サンダル着用下での通常歩行に比べ約 2.5 倍に増加，歩幅の延長，歩行速度および歩行率の上昇を認めた．

B．人工炭酸泉足浴

症例は右下肢にも虚血症状を呈していたため，皮膚微小循環改善を目的として人工炭酸泉足浴（1,000 ppm，湯温 37℃，10 分/回）を開始した．約 3 週間後，足浴中に第 2・3 趾の疼痛を自覚したため，湯温を 34℃に下げて治療を継続した．一方，足趾の色調不良は第 4・5 趾で改善した．左下肢に対しては抜糸後に補助療法として当該治療を行った．

5　まとめ

本症例は糖尿病を合併した末梢動脈疾患患者で，左第 5 趾難治性潰瘍に対する足趾切断術後に理学療法を開始した．経過中に右下肢の虚血症状が進行し，術側とともに配慮を要した．本症例に対しては，歩行自立度維持，廃用症候群予防のために，患部の治癒過程を妨げることなく，虚血状態に配慮する必要があった．そこで患部への荷重低減のための歩容指導と履物に関する助言，虚血に対する人工炭酸泉足浴，身体機能維持・向上に向けた運動療法を行った．

開始時，左第5趾切断端未抜糸創を有していたものの，ADL維持のための運動療法，足病変新規形成予防のためのフットケアを推進する段階でもあり，実用性，経済性，コンプライアンスなどを考慮して履物に関する助言と歩容指導を行う必要があった．創傷治療期における歩容指導として，左第5趾切断端足底面の垂直負荷量の低減が確認された揃え型歩行を推奨し，患部の哆開などの有害事象を起こすことなく歩行能力を維持することができた．一方，揃え型歩行は通常歩行と比較し，歩幅の短縮，歩行速度および歩行率の低下を認めることから，症例が移動手段としての実用性を感じにくく，他症例に適用する際には歩容の定着が課題となる可能性も考えられた．また，本人が使用を希望したスニーカーを着用して通常歩行を行った場合，サンダル着用下での通常歩行と比較し高値の垂直負荷量が確認された．糖尿病を合併した虚血肢について，潰瘍形成を予防しうる足底負荷量の基準値が明らかでなく，スニーカーで通常歩行を行った場合の足底負荷量が適切か否かの判断は困難であるが，本症例が末梢神経障害および循環障害，潰瘍既往歴など潰瘍形成のリスクファクター[1]を持つことから，今後も定期的にフットチェックを行うなどの経過観察が必要と考えられた．

　右下肢については微小循環改善効果[2]を期待し人工炭酸泉足浴を行った．重症虚血肢の保存的治療は薬物療法や疼痛コントロールなどと並行して行われるため，人工炭酸泉足浴単独の効果を検証することは困難であるが，開始当初，常時認められた右第2〜5趾の暗紫色について，4週間後にはその部位や出現姿勢が限定的となっていたこと，入院時と比較し右足背および第1趾の皮膚灌流圧に改善を認めていたことから，血行再建術を施行するまでの保存的治療として一定の効果が得られたと推測された．一方，足浴中の疼痛増強は，足浴に伴う組織代謝の進行に見合った血流が確保できないために生じた可能性があることが指摘されており[2]，本症例では不感温度帯での湯温調節を行ったことで，虚血症状の進行などの有害事象を回避できたと考えられた．

　末梢動脈疾患患者の運動療法は病期に応じて適応が異なる[3]．間欠性跛行肢に対する歩行トレーニングにより連続歩行距離の増加が見込まれるほか，運動療法により糖尿病や脂質異常症など末梢動脈疾患のリスクファクターを是正する効果が期待される．一方で重症虚血肢に対する運動療法の適応は明らかでなく，臨床においては虚血症状を誘発しない範囲でADL，QOLの維持・向上を目的とした機能トレーニングが行われている．本症例は当初，左第5趾切断端未抜糸創を有していたものの，自覚症状およびABIなどの所見を鑑み，患部免荷が可能なエルゴメーター運動を開始した．一方，介入期間中に虚血の進行を疑う所見を認めたため，アプロー

チ方法を変更する必要があった．介入開始から 4 週間後，足部潰瘍を形成することなく下肢関節可動域および筋力，実用的な歩行速度を維持しており，これら一連の介入が一定の役割を果たしたと考えられた．

> **アドバイス**
>
> ✓ 末梢動脈疾患では本症例のように両側性，進行性に虚血を呈することも多い．また，虚血合併例や透析など下肢周径が変化しやすい要因を持つ症例ではトータルコンタクトキャスト(total contact cast：TCC)[4] が適応とならず，免荷方法に苦慮することも多い．虚血性潰瘍治療期においては，本症例に対して行った歩容指導のほか，治療用サンダル[5]を利用するなど，患部の負荷量低減を目的として個々の病態や治療環境に応じた手段を講じているのが現状である．また，このような免荷方法の提案・実践と同時に，病態およびリスクに配慮した目標設定と治療的介入，虚血進行の早期発見に向けた身体・理学的評価など，総合的な視点でフットケアをとらえる必要がある．

文 献

1) Crawford F et al：A systematic review and individual patient data meta-analysis of prognostic factors for foot ulceration in people with diabetes：the international research collaboration for the prediction of diabetic foot ulcerations(PODUS)．Health Technol Assess 19：1-210, 2015
2) 林　久恵ほか：虚血肢に対する高濃度人工炭酸泉足浴時の経皮的酸素分圧の変化に関する研究．脈管学 46：411-416, 2006
3) 林　久恵ほか：疾患別リハビリテーションとフットケア　末梢動脈疾患．はじめよう！フットケア，第 3 版，西田壽代（監），日本看護出版協会，東京，220-224, 2013
4) Morona JK et al：Comparison of the clinical effectiveness of different off-loading devices for the treatment of neuropathic foot ulcers in patients with diabetes：a systematic review and meta-analysis. Diabetes Metab Res Rev 29：183-193, 2013
5) 近藤恵理子ほか：足部潰瘍に対する除圧サンダル作製後 1 年間の経過調査および潰瘍治癒症例と未治癒症例のサンダル作製時の特徴比較．日フットケア会誌 11：160-164, 2013

（近藤　恵理子）

2 下肢慢性創傷

3) 変形性関節症を合併した創傷治療期の患者

症例情報

基本情報 74歳，女性，身長158cm，体重73.0kg，BMI 29.2kg/m²．

診断名 左重症下肢虚血（critical limb ischemia：CLI）．

現病歴 1週間位前より左足外側に疼痛があり，当院受診，入院となる（図1）．

既往歴 40年前より糖尿病を指摘される．15年前に白内障により両眼手術．10年前に弁膜症手術．5年前に左膝変形性関節症（osteoarthrosis：OA）を指摘される（図2）．狭心症で冠動脈カテーテル治療を実施．以前に両側足関節の骨折の既往あり（保存的治療，詳細不明）．

入院時検査所見
足関節上腕血圧比（ankle brachial index：ABI）：右0.87，左0.75．
皮膚組織灌流圧（skin perfusion pressure：SPP）：右足背46mmHg，右足底19mmHg，左足背24mmHg，左足底27mmHg．
下肢動脈エコー：左前脛骨動脈，左腓骨動脈の遠位はパルスドプラで計測できず．
下肢動脈造影検査：左後脛骨動脈，左腓骨動脈に閉塞あり．
血液検査：Alb 3.8g/dL（基準3.8〜5.3g/dL），CK 225単位/L（基準55〜250単位/L），BUN 18.4mg/dL（基準8.0〜23.0mg/dL），Cr 0.83mg/dL（基準0.61〜1.08mg/dL），HbA1c 7.8%（基準4.6〜6.2g/dL），白血球14,800（基準4,000〜8,500），CRP 8.46mg/dL（基準0.30mg/dL以下）．
その他：体温36.5℃，血圧128/59mmHg．

医学的管理 血流改善：経皮的血管形成術．

職業 専業主婦．

家族構成 夫，長男の3人暮らし．

家屋環境 2階建ての一軒家．居住スペースは1階．

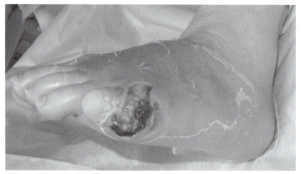

図1 入院時の創傷所見

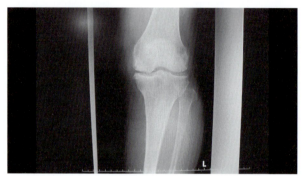

図2 膝関節のエックス線単純撮影

1 評　価

① デマンド，デザイア，ニーズ，ゴール

- デマンド：治療中であっても足をつけないのは困る．
- デザイア：料理がしたい．
- 医療者からみたニーズ：左下肢創傷治癒，在宅復帰．
- リハビリテーションゴール：
  長期ゴール（約2ヵ月）　創治癒後の生活に向けて家事動作の獲得．
  短期ゴール（約1ヵ月）　自宅退院に向けて伝い歩きの獲得．

② 心身機能，身体構造

- 関節可動域（range of motion：ROM；右/左）：

股関節　伸展(−10°/−10°)，内旋(5°/0°)．
膝関節　伸展(−10°/−20°)．
膝関節伸展位足関節背屈(5°/−5°)，膝関節屈曲位足関節背屈(15°/10°)．
- 握力：右11 kg，左9 kg．
- 足底感覚：両前足部の足底感覚は鈍麻，踵部は正常(5.07モノフィラメントにて測定)．
- 徒手筋力テスト(manual muscle testing：MMT；右/左)：
  股関節　内転(4/4)，外転(4/4)．
  足関節　背屈(1/1)，底屈(2/2)．
  足趾　屈曲(2/2)，伸展(1/1)．

③ 活　動
- 寝返り：自立．
- 起き上がり：自立．
- 起立動作(左下肢免荷管理下での起立)：一部介助．
- 移乗動作(左下肢免荷管理下での起立)：一部介助．
- 歩行：非実施．

④ 参　加
- 自宅退院：困難．
- 日常生活動作(activity of daily living：ADL)：困難．
- 家事動作：遂行困難．

2 プログラム

① 方　針
- 創傷治療中の廃用症候群を予防し，ADL能力を維持する．
- 創傷治癒後も再発を予防するため，身体機能の維持を図る．

② プログラム内容

A．免荷期間
1) 非荷重下での筋力トレーニング
2) ROM運動(足・膝・股関節)
3) 起立練習(免荷管理下)
4) ADL練習・指導

B. 荷重許可後
1) ROM 運動（足・膝・股関節）
2) 起立練習
3) 歩行練習
4) ADL 練習・指導

3 経過

本症例の経過を以下に分類する．
1) 完全免荷期
2) 部分免荷期
3) 再発予防期

① 完全免荷期

　糖尿病足潰瘍患者や CLI 患者の治療において，創部の荷重は治癒機転を阻害してしまうため，創部の免荷は重要である[1]．一方で糖尿病神経障害（diabetic neuropathy：DN）合併患者や末梢動脈疾患（peripheral arterial disease：PAD）患者では，末梢神経障害や血流障害により，末梢骨格筋に萎縮を生じ，筋力低下や ROM 制限を生じやすいと報告されており，糖尿病足潰瘍患者や PAD 患者は入院以前から身体機能が低下している可能性が示唆される[2,3]．完全免荷期間中の不動や安静は関節拘縮の発生，筋萎縮や起立性低血圧などを引き起こす．これら廃用症候群の進行により，歩行能力の低下や在宅復帰が困難となる可能性が考えられた[4]．

　本症例は糖尿病があり，左第 5 趾壊疽とその周囲に感染が及んでいた．身体機能では足関節背屈 ROM 制限，膝関節伸展 ROM 制限や股関節周囲筋の筋力低下を認めた．創傷治療期間中に廃用症候群による身体機能の低下を予防するため，創部を悪化させないように左足底部を免荷しながら全身的な筋力維持・強化運動，および ROM 維持運動を実施した．感染を有する創部は，周囲筋の運動により筋や腱に沿った上行性の感染を惹起する可能性が考えられたため，左足関節周囲へのアプローチは医師の指示のもと，慎重に実施した[5]．

　筋力トレーニングを行う際には，心臓や血管の負荷を考慮し，血圧や脈拍数の変動を測定しながら介入を行った．また，食事量や血糖値の増減に注意し，高血糖症状や低血糖症状の有無，創部の感染徴候（発赤や腫脹，新たな疼痛の出現など）の増悪がないかを確認しながら実施した[6]．病棟では，免荷での移乗動作が困難であったため，介助下で行うよう病棟看護師に依頼した．

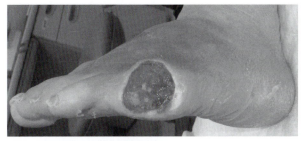

図 3 部分免荷許可後の創傷所見

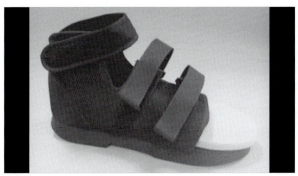

図 4 除圧サンダル
インソール部分をカットして,術創部の免荷を図っている.
(日本フットケアサービスより許可を得て掲載)

② 部分免荷期

　左第 5 趾切断術後,創部周囲の感染徴候がなくなり,創部のみの部分免荷が許可された.創部の免荷は必須である一方で,糖尿病患者や CLI 患者は,免荷期間が延長することにより廃用症候群が進行し,歩行能力が低下しやすい[4].そのため当院では医師の指示のもと,創部の免荷を図りながらも創部のない部分で荷重が行えるよう,除圧サンダルを使用している(図 3, 4).本症例では,立位や歩行などの荷重時に,左第 5 趾切断部とその周辺に荷重がかからないように除圧サンダルを調整し使用した.

　本症例は,靴擦れもしくは荷重時の足底圧異常に起因する創傷である可能性が示唆され,足底外側の圧集中を是正する必要があると考えた.内側型膝 OA 患者では膝の内反により,立脚期には下腿が床に対して外方傾斜しており,床面に接地する

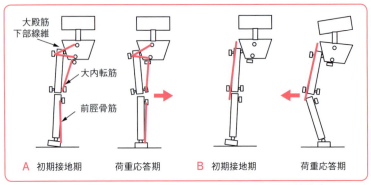

図5　立脚初期の外側不安定性とその制動　　　　　　　　　　（文献7）より引用）
A：正常歩行．大腿広筋群と前脛骨筋，大殿筋下部線維，大内転筋によって脛骨，大腿骨は鉛直に配置され，短脚支持へと向かう．
B：膝OA歩行．大腿筋膜張筋による膝関節側方制動が行われる．膝関節の外側不安定性を十分に制御できず，ラテラルスラストが出現し，膝関節の内反アライメントが構築されてしまう．

ために足部外反位で代償する場合がある．本症例では足関節ROM制限や足部の柔軟性の低下により，立脚期の下腿外方傾斜に対して足部が外反せずに，足底外側に圧が集中していると考えた．そこで，荷重時の膝関節内反モーメントの発生や足部外側への荷重に対し，膝関節内反モーメントの減少と足部外側の荷重分散を目的に，股関節内転筋群や股関節伸展筋群の筋力維持・強化運動を実施した（図5,6）[7,8]．

歩行練習時には，左下肢を前に出し，右下肢を左下肢より前に出さない患側優位歩行を指導した．起立・歩行練習を実施する際は，創部の疼痛だけではなく，創部周囲に感染徴候や滲出液の増加が生じていないか，観察しながら慎重に実施した[2]．また，荷重下においても股関節伸展，内転筋の収縮を促すトレーニングを実施した[7]．

本症例は，リハビリテーションなどにより自宅からの通院が可能となったため，自宅退院の運びとなった．感覚障害，視力低下やアドヒアランス不良などにより創部が悪化する可能性が考えられたため，本人のみではなく家族にも歩行動作指導，創部の観察を毎日行うなどの指導を実施した．その後，外来通院中に創傷治癒となった（図7）．

③ 再発予防期

糖尿病患者やCLI患者は創傷治癒後の再発率が高い．感覚障害や視力低下によるセルフケア不足，靴擦れ，外傷に加え変形の進行など足底圧の上昇により再発する

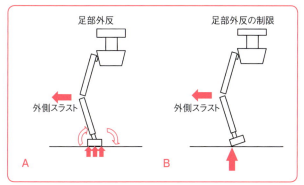

図6 膝OA患者の足部外反と足底圧
A：典型的な膝OA患者は荷重応答期に足部外反により足底面が増え，圧の分散が行える．
B：本症例は足関節ROM制限により足部外反が行えず，足部外側の圧が上昇してしまう．

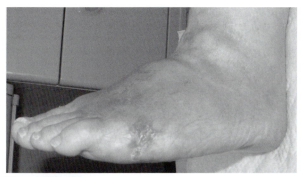

図7 創傷治癒後

可能性がある．創傷の再発を予防するには，足底圧軽減のためのインソールや靴型装具などのフットウェアの装着が重要である[9]．また，定期的なフットケアやROM制限などの身体機能の低下による足底圧異常を予防することが重要である[2,9]．

　視力低下や感覚障害を有する患者では，フットウェアを正しく装着できるよう指導および練習が必要となる．本症例はフットウェアの適応であるが，アドヒアランス不良であり，フットウェアを適切に使用するには，十分な指導が必要であると考えられた．本症例は経済的な理由などによりフットウェアの作製に拒否がみられた．そのため創傷の再発リスクは高く，重症化も懸念されることから，頻繁に外来通院

することとなった．フットケア外来通院時に，創傷の再発予防のために身体機能を評価し，再発予防に取り組んでいる．退院後約 1 年半が経過したが，創傷の再発はない．起立動作は修正自立，歩行は伝い歩きとなっている．自宅では家事動作を再開しており，ADL の低下なく経過している．

4 まとめ

　本症例は，糖尿病と内側型膝 OA を有する CLI により左第 5 趾の潰瘍を呈していた．

　介入当初は創部痛が強く感染も認めたため，完全免荷での対応が必要であった．免荷期間中に創部を悪化させないように注意しながら，廃用症候群を予防し，ADL を維持できるように介入することが最優先であると考える[1, 2, 5]．糖尿病患者や PAD 患者は身体機能が低下していることがあり，完全免荷での ADL 動作の獲得には難渋することがあるため，介助方法などについて病棟看護師と連携を密に図る必要がある．

　荷重許可から創傷治癒期間では，本症例は除圧サンダルを使用した．内側型膝 OA があり，足部の外側に圧が高まる傾向を認めた．そのため，歩行の際には創部の免荷に加え，創部周囲の圧分散，せん断力の軽減を考慮し，患側優位の揃え型歩行を指導した．

　創傷治癒後は，再発予防や足底圧の分散のためには個々の足部アライメントに応じたフットウェアの装着が望ましい[2]．本症例は，希望によりフットウェアを作製していないため，活動量の増加や歩行量の増加など負荷の増加により，再発の危険が考えられた．定期的な身体機能評価を行い，創傷発生のリスクを軽減していく必要がある[2, 4, 9, 10]．

アドバイス

✓ 本症例は膝 OA を合併した CLI 患者であった．
　CLI 患者は複数の併存疾患を有していることが多く，ADL が低下しやすい．そのため，コメディカルが創傷治療期から負荷や感染などのリスク管理をしながら介入を行うことで廃用症候群を予防し，歩行能力や ADL の維持に貢献できると考える．また，創部を免荷するためには足部アライメントだけではなく，膝・股関節や体幹などのアライメント，筋力や柔軟性についても評価・介入することが重要である．

文 献

1) Steed D L et al：Guidelines for the treatment of diabetic ulcers. Wound Repair Reg 14：680-692, 2006
2) 河辺信秀：糖尿病足病変に対する理学療法．糖尿病の理学療法，清野　裕ほか（編），メジカルビュー社，東京，146-165, 2015
3) 森沢知之ほか．末梢動脈疾患患者に対するレジスタンストレーニング．理学療法 32：511-518, 2015
4) 大平雅美ほか：糖尿病　理学療法診療ガイドライン．理学療法診療ガイドライン，第1版，ガイドライン特別委員会理学療法診療ガイドライン部会，日本理学療法士協会，731-856, 2011
5) 辻　依子ほか：下肢潰瘍における基礎病態の管理　糖尿病足病変の発生機序　神経障害・末梢血管障害・感染防御能の低下．下肢救済のための創傷治療とケア，大浦紀彦（編），照林社，東京，69-79, 2011
6) 河辺信秀：糖尿病神経障害に対する理学療法．糖尿病の理学療法，清野　裕ほか（編），メジカルビュー社，東京，132-145, 2015
7) 石井慎一郎：多関節運動連鎖からみた変形性膝関節症の保存的治療戦略　理学療法士の立場から．多関節運動連鎖からみた変形性関節症の保存療法—刷新的理学療法—，井原秀俊ほか（編），全日本病院出版会，東京，149-159, 2008
8) 小西聡宏ほか：変形性膝関節症に対する的確・迅速な臨床推論のポイント．理学療法 28：196-201, 2011
9) Steed D L et al：Guidelines for the prevention of diabetic ulcers. Wound Repair Reg 16：169-174, 2006
10) 日本糖尿病学会（編）：糖尿病足病変．科学的根拠に基づく糖尿病診療ガイドライン 2013，南江堂，東京，129-140, 2013

（松本　純一）

2 下肢慢性創傷

4) 再発予防期にある患者

症例情報

基本情報 50代，女性，身長159cm，体重52kg，BMI 20.6kg/m²．
診断名 右足底皮膚潰瘍．
現病歴 右母趾切断の既往あり．数年前より切断足の足底に胼胝があったが，痛みはなかったので保存的に経過をみていた．2013年2月末日，39℃台の熱発と足部腫脹，足底より血性膿汁を認め，かかりつけ内科を受診し，当院創傷ケアセンターへ紹介となる．右足底潰瘍治療のため入院．デブリドマンおよびアキレス腱延長手術を施行．トータルコンタクトキャスト（total contact cast：TCC）歩行を経て，入院18日目に自宅退院する（図1, 2）．その後は，フットケア外来にて再発防止に向けたフォローを継続する．
現症 右足底部に瘻孔を有する潰瘍形成を認め，滲出液の漏出多量．母趾末節部はすでに欠損し，第2趾と第3趾はクロウトゥ変形を示す．部位は第2趾中足骨頭下に直径15mm．アキレス腱短縮あり（足関節背屈−10°）．
術式 創傷処理10cm以上（筋に達する）およびアキレス腱延長術．
手術所見 伝達麻酔手術．足底腱膜の一部と皮下脂肪層の壊死組織をデブリドマンし，テンションフリーの部分は単純縫合し，足底潰瘍部は開いた状態とした．さらに，アキレス腱付着部から3cmほど遠位部より2cm間隔で，近位から内外側の順に3箇所半切して腱延長を行う．術中の足関節背屈角は他動運動で20°．
合併症 2型糖尿病（罹患歴15年）．
既往歴 1999年：糖尿病（インスリン治療）．
1999年：右大腿筋膜炎．
1999年：左前胸部アテローマ感染．
1999年：右母趾壊疽（当時35歳）．
2008年：糖尿病網膜症（レーザー治療）．
2008年：左第4指伸展障害．
検査所見 入院時：CRP 12.6mg/dL（基準0.5mg/dL以下），白血球1,578（基準 男性5,000〜8,500，女性5,000〜8,000），HbA1c 11%（基準4.6〜6.2%），Alb 3.4g/dL（基準4.0〜5.0g/dL），血糖値は朝242mg/dL・昼196mg/dL・

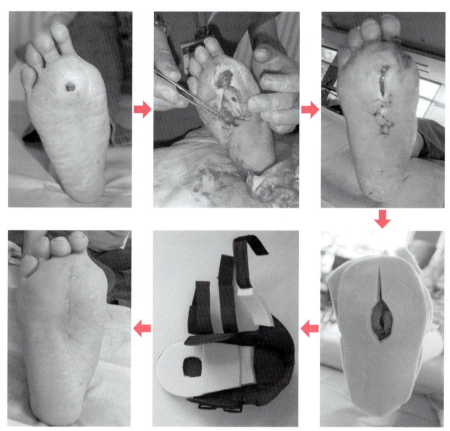

図1 足底皮膚潰瘍の入院治療の流れ

夕318mg/dL(基準 随時血糖値200mg/dL以下,空腹時血糖値126mg/dL以下),皮膚組織灌流圧(skin perfusion pressure：SPP；右/左)は足背(70mmHg/45mmHg)・足底(60mmHg/70mmHg)(基準40mmHg以上).
退院時：CRP 0.1mg/dL,白血球6,310,HbA1c 7.4％,血糖値113mg/dL.

医学的管理

薬物療法：インスリンアスパルト(5-5-5-0,皮下注),インスリンデテミル(0-0-0-11).
軟膏処置：ゲンタマイシン軟膏,ポビドンヨード消毒.
食事療法：糖尿病食(摂取エネルギー1,440kcal/日,食塩制限・蛋白制限なし).

嗜　好 喫煙10本/日,30年(入院中は禁煙).
趣　味 テレビ鑑賞.
運動歴 特になし.

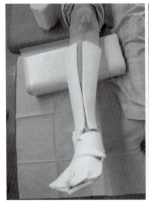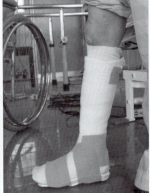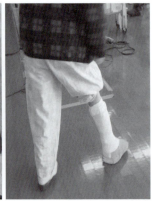

図2　トータルコンタクトキャスト（TCC）

履物	フットウェア作製歴なし．サンダルや脱ぎやすい靴を使っている．
職業	無職．
社会的支援	生活保護受給．
家族構成	独身，1人暮らし（家族とは数年疎遠で連絡していない）．
キーパーソン	友人O氏．

1 糖尿病足病変の評価（入院中の創傷治療期）

① 主訴，デマンド，デザイア，ニーズ，ゴール

- 主訴：TCCや除圧サンダルでは歩きにくい．
- デマンド：傷が治ったら仕事をみつけたい．
- デザイア：創傷治癒後は就職活動を行い，生活基盤の安定化を図る．
- 医療者からみたニーズ：再発予防に向けて，定期的な外来フォローの必要がある．
- リハビリテーションゴール：
  長期ゴール　潰瘍再発および高位切断の予防，就労．
  短期ゴール　揃え型歩行の獲得，除圧靴への理解を深める．

② 心身機能，身体構造

- 意識障害：なし．
- 高次脳機能：問題なし．

- 精神・心理機能：問題なし．
- 反射：深部腱反射（右/左） 膝蓋腱反射（低下/低下），アキレス腱反射（消失/低下）．
- 感覚障害：5.07モノフィラメントで防御知覚脱失．
- 筋力：徒手筋力テスト（manual muscle testing：MMT；右/左） 股関節伸展（3/3），股関節外転（3/3），股関節屈曲（4/4），膝関節屈曲（3/4），膝関節伸展（3/4），足関節背屈（3/3），足関節底屈（3/3）．
- 関節可動域（range of motion：ROM；右/左）
  足関節　背屈（20°/0°），底屈（40°/40°）．
  距骨下関節　内がえし（0°/10°），外がえし（30°/20°）．
- バランス能力：片脚立位保持は右2秒，左12秒．
- 疼痛：
  視覚アナログ尺度（visual analogue scale：VAS）　右2.1，左10．
  部位　足底縫合部．
  種類　チクチク．

③ 活　動

- 寝返りから立ちあがり：自立．
- 立位：自立．
- 歩行：自立（揃え型歩行）．
- 階段昇降：昇りは右足揃え型，降りは左足揃え型．
- ADL：自立，Barthel index（BI）は100点（入浴は創完全閉鎖まではシャワー浴）．

④ 参　加

- 自宅復帰：困難．
- 就労：困難．
- 地域社会におけるコミュニティー：欠如．

⑤ 足圧計側（歩行）（図3, 4）

A. 目　的

創傷再発を防止するため，また荷重移行に際し前足部の高圧状況を回避するため，安全で確実な歩行様式を検討する．

B. 方　法

歩行計測は約9mの歩行路の中間地点に2.4mのシート式足圧接地足跡計測装置ウォークWay（アニマ社，東京）を設置し，快適歩行より足跡接地データを採取する．除圧を最優先とし靴装着下での歩行を計測する．歩行様式を分けて4回実

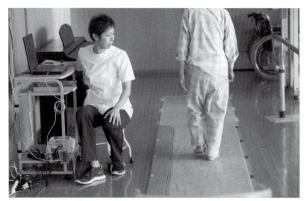

図3 シート式足圧計を用いた歩行評価

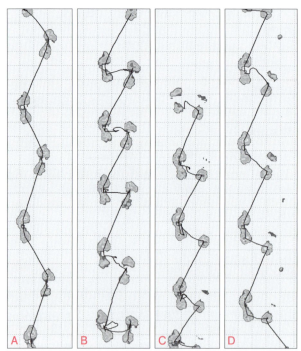

図4 歩行様式の違いによる足圧状況変化（カラー口絵を参照）
A：快適歩行，B：2動作揃え型歩行，C：2動作揃え型歩行（右踵のみ接地許可），D：3動作揃え型杖歩行

施する．
  1）快適歩行
  2）2動作揃え型歩行（右足優位型）
  3）右踵のみ接地許可，2動作揃え型歩行（右足優位型）
  4）3動作揃え型杖歩行（右T字杖使用）

C．結 果
1）快適歩行：右前足部に荷重がかかっていることを確認する→歩行不採用．
2）2動作揃え型歩行（右足優位型）：両足の揃えは可能であるが，右前足部に荷重がかかっている→歩行不採用．
3）右踵のみ接地許可，2動作揃え型歩行（右足優位型）：右前足荷重を回避するため踵のみの接地歩行を行うがふらつきが多く，歩行が不安定およびスピードが低下し，実用性に欠ける→歩行不採用．
4）3動作揃え型杖歩行（右T字杖使用）：右手にT字杖を把持することで前足部荷重が回避されている→歩行採用．

2 プログラム

① 方 針
- 再発予防に向けて，歩行の安全性を精査し歩行様式を検討する．
- インスリンにて血糖コントロールを行っているため，運動時間や運動負荷に留意する．
- 右足荷重の制限や歩行様式の変化に伴い歩行不安定となるため，転倒に注意する．

② プログラム内容
  1）歩行指導（前足部免荷目的に右足優位の揃え型歩行を行う）
  2）除圧フェルト，除圧サンダルの装着指導
  3）立位バランス練習
  4）上肢体幹筋力運動
  5）生活指導

3 経 過

① 入 院
- 2013年2月末日：他院より紹介にて当院創傷ケアセンター受診．

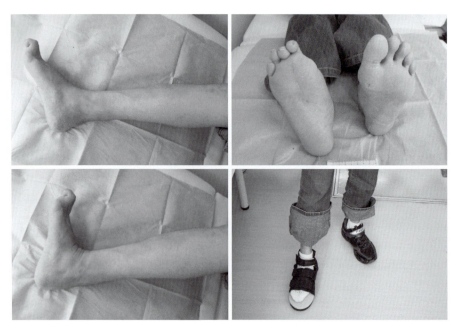

図5 フットケア外来所見（再発なく，経過良好）

- 入院 1日目：リハビリテーション処方，術前評価，生活指導．
- 入院 8日目：デブリドマンおよびアキレス腱延長術．
- 入院 9日目：TCC施行，免荷歩行開始．
- 入院16日目：除圧サンダルへ変更，揃え型歩行指導．
- 入院18日目：退院（2013年3月中旬）．その後は，フットケア外来にて月1回の定期フォローを行う．

② フットケア外来（図5）

- 2013年 3月末：潰瘍治癒．
- 2013年 5月：アキレス腱延長術後の創部も完全治癒（一時感染あり）．フットウェア（靴型装具）完成．
- 2013年 6月：足底潰瘍再発なし，足背屈20°．クロウトゥ骨突出部，趾背面に発赤あり，フットウェア調整．
- 2013年 7月：足底潰瘍再発なし．
- 2013年 8月：足底潰瘍再発なし（定期フォローを2ヵ月に1回とする）．
- 2013年10月：足底潰瘍再発なし．

- 2013年12月：足底潰瘍再発なし（定期フォローを半年後とする）．
- 2014年 6月：足底潰瘍再発なし，尋常性乾癬症にて皮膚科フォロー．
- 2015年12月：足底潰瘍再発なし．
- 2015年 6月：足底潰瘍再発なし．クロウトゥの趾背面に発赤あり，足関節背屈10°とアキレス腱短縮．フットウェア調整および歩行精査を行う（リハビリテーション処方）．

4 糖尿病足病変の評価（退院後の再発予防期）（図6～8）

① 目 的
潰瘍治癒後2年以上経過，クロウトゥ変形および足背屈制限が進行している．現在の歩行において創傷再発リスクがないかを精査し，歩行の安全性を検討する．

② 方 法
歩行計測は約9mの歩行路の中間地点に2.4mのシート式足圧接地足跡計測装置ウォークWayを設置し，裸足下の快適歩行より足跡接地データを採取する（50Hz）．さらに，データから定常歩行の足跡を抽出し，圧力分布解析機器（プレダス，アニマ社）にて足圧分布を解析する．

③ 結 果
- 総合距離情報：
  ストライド　右86.9±4.3cm，左89.2±3.0cm．
  歩幅　右40.8±3.0cm，左47.1±1.4cm．
  歩隔　右12.8±4.2cm，左13.6±3.4cm．
- 総合時間情報：
  歩行周期　右1.20±0.04秒，左1.22±0.06秒．
  立脚期　右0.75±0.05秒，左0.76±0.04秒（平均右60.7％，左62.5％）．
  遊脚期　右0.47±0.05秒，左0.46±0.05秒（平均右39.3％，左37.5％）．
  両脚支持期　右0.13±0.02秒，左0.17±0.02秒（平均右10.7％，左13.5％）．
  スピード　72.6cm/秒．
  ケイデンス　99.2歩/分．
- 足圧力情報：
  後足部圧（平均値）　右37kgf/cm^2，左32kgf/cm^2．
  前足部圧（平均値）　右35kgf/cm^2，左50kgf/cm^2．
  足圧中心（center of pressure：COP）軌跡　右は踵から直上し第3足趾へ，左は

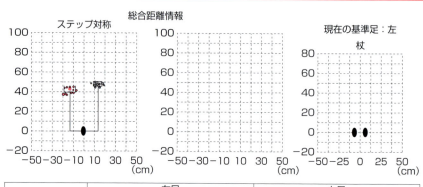

解析項目	左足 平均	N	SD	CV	右足 平均	N	SD	CV
ストライド (cm)	89.15	10	2.95	3.31	86.88	8	4.25	4.89
歩幅 (cm)	47.08	12	1.44	3.06	40.75	12	2.95	7.23
歩隔 (cm)	13.63	12	3.38	24.80	12.83	12	4.22	32.88
歩行角 (°)	16.10	12	3.88	24.10	17.48	12	5.91	33.79
つま先角 (°)	2.79	16	2.43	87.20	11.56	14	4.14	35.77
左杖の位置 X (cm)	----	--	----	----	----	--	----	----
左杖の位置 Y (cm)	----	--	----	----	----	--	----	----
右杖の位置 X (cm)	----	--	----	----	----	--	----	----
右杖の位置 Y (cm)	----	--	----	----	----	--	----	----

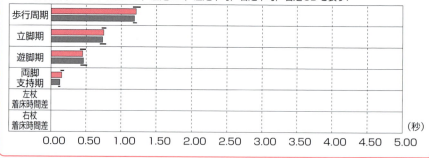

図6 歩行計測結果（紙面用紙）

踵から緩やかに外側弓で上行し第1足趾へ．

5 まとめ

本症例は，17年前に足壊疽より右母趾を切断し，その後糖尿病管理をかかりつ

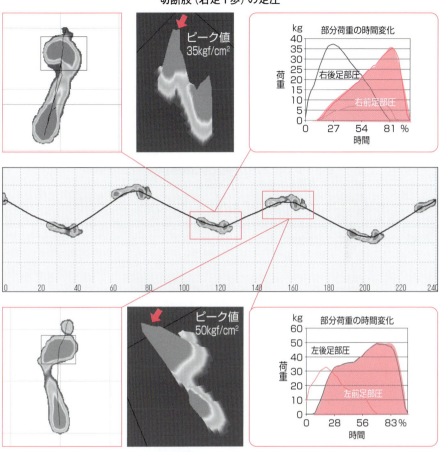

図7 再発予防期における歩行計測（裸足歩行）（カラー口絵を参照）

け内科医にてフォローされていた50代の女性である．母趾切断後は同側足底胼胝を有しながらも，特に足に関するケアは行われておらず，靴は地元量販店で購入した既製靴を使用していた．今回，足底胼胝部位が潰瘍となり，潰瘍治療のため当院で入院加療し，18日後に創傷治癒し，退院となった．

まず今後の再発予防に向けて，創傷治療期（入院）の状況をしっかりと把握する必要がある．入院期間（18日）においては，感染コントロールを中心に安静と免荷を厳守し，手術においては通常のデブリドマンに加えアキレス腱延長術，その後

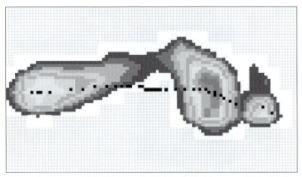

図8 左足1歩（非切断足）の足圧中心軌跡（カラー口絵を参照）
50Hzにて計測しているため足圧中心（COP）の点と点は0.02秒間の足圧の移動距離を示している．後足部付近のCOPの移動距離が大きいことより歩行周期における初期接地（イニシャルコンタクト）から荷重応答期（ローディングレスポンス）が早く行われていることが推察される．

TCCを施行した．アキレス腱延長術を施行した理由として，術前の足関節背屈可動域が−10°（正常可動域20°）とアキレス腱短縮を認めており，歩行時の前足部圧の上昇を引き起こす要因であると考えられたためである．すでに母趾を失ったことで第2趾，第3趾はクロウトゥ変形をしている．クロウトゥ変形は中足骨頭が底屈方向へ偏位するため足底面に骨が隆起する現象を引き起こし，胼胝形成のハイリスク要因となる．何らかの予防的処置を行い，足部機能の形態変化を施さなければ再発リスクが高いと判断したためである．アキレス腱延長術後は足関節背屈角が20°へと改善し，術後は固定保護と免荷歩行を目的にTCCを施行した．

TCCとは下腿以遠全体をキャストで固定することにより，足底創傷に対する免荷を行う方法で，米国では2004年から糖尿病足病変，特に神経性潰瘍の治療に用いることが推奨されている．当院ではこれを応用し足病変の閉創手術後早期に手術創部を免荷して歩行リハビリテーションを行うためにTCCを用いている[1]．TCCを用いたことで早期より歩行開始となり，廃用性筋力低下を防ぐことが可能となり，早期退院へとつながったと考える．

次に，歩行様式は右前足部免荷を徹底するため右足優位の揃え型歩行を指導した．足圧計にて揃え型歩行を精査した結果，2動作揃え型歩行では右前足部免荷が不可能であったため，3動作揃え型杖歩行を指導し，採用した．揃え型歩行は先行して振り出す足（この場合は右足）の蹴り出し動作を防ぐことができるため，歩行様式

を揃え型歩行にすることで前足部圧力の低減が期待できる．しかしながら，本症例のように歩行時のバランス能力が低下している患者においては歩行不安定さを代償する動作異常も生じやすいため，一概に揃え型歩行を採択・遂行するのではなく，患者に適切な歩きであるかを検討することが前段階として必要である．そして，創傷患者の歩行の優先度は免荷や安全性であり，スピードや歩容ではないことを患者に十分説明し，再発リスクを回避するためには歩行様式の指導が重要である．さらに，創傷治療期から再発予防期の移り変わりは，足部環境においても免荷期から荷重期に大きく変化する．この環境変化を慎重にとらえ，荷重開始期にはしっかりと歩行を精査し，荷重量と荷重部位を徹底して管理することが再発予防に必要であると考える．

再発予防期においては外来を中心に定期的フォローをするかかわりとなる．外来診療の場では"足"をみるだけでなく"立位"や"歩行"をみて，姿勢や動作の変化がないかを観察するとともに，患者の声を傾聴し，生活アセスメントを行っていく．また年月を重ねるごとに，加齢に伴う身体変化や生活状況の変化が足部に影響を及ぼすこともあるため，半年から1年に1度は身体評価および歩行計測を行い，足圧情報として再発リスクの"可視化"をすることが重要である．

本症例の場合，創治癒後2年が経過し再発はないが，足部クロウトゥ変形の進行を認め，除圧靴の修正を行っている．また歩行計測では，以前潰瘍を形成した部位である右第2中足趾節関節部に限局した足圧上昇（35 kgf/cm^2）を認めた．よって，潰瘍形成の予防のためには除圧靴の装着は必須であるとの結果を元に患者説明を行った．さらに，切断足の反対足である左足に関しても前足部圧50 kgf/cm^2 と切断足以上の足圧上昇を認めた．われわれの先行研究において，小切断患者の歩行は左右非対称性を示すことで非切断肢の前足部足底圧が上昇することを報告している[2]．また，本症例の歩行時距離情報において，左歩幅は変動係数（CV）が高く，足跡接地にばらつきを認めた．これは，足先欠損が起因となり右足から左足へ荷重を引き継ぐ両脚支持期が再構築され左足接地が不安定となり，立脚相における立脚時間や歩幅に左右差が生じ，左足の初期接地（イニシャルコンタクト）が不十分となっていることが推察された．よって，右足（切断足）のみならず左足の観察・ケアも継続的行うこと，外出時には必ず除圧靴を装着し歩行における踵接地（イニシャルコンタクト）を意識することが，再発予防となることを患者に説明した．

以上のように，再発予防期のフットケア患者とのかかわりは長期に及ぶことが非常に多い．その際に大切にしたいかかわり方は，われわれ従事者が足をみて予期する出来事について（例えば，歩きすぎることがあったとき，足のどの部分に創傷がで

ず〉ができやすいか,靴を履かないとどのような足トラブルが起こるかなど)十分に説明を行い,何かあればすぐ病院を受診するよう伝えることである.

　本症例においても,足潰瘍が悪化せずに足を救肢することができたのは早期受診や定期受診があったからである.一度何かの足トラブルがあったとしても患者がすぐに受診対応できる距離感と信頼関係を構築し,負の体験も救肢のための財産となることを前向きに説明し,再発予防に努めていくことが重要であると考える.

> **アドバイス**
>
> ✓　再発予防期のフットケアは,足指切断や足底潰瘍形成など一度足トラブルを起こされた人を対象とするので,そのときの経験が今どのような印象として残っているかが重要になると思う.不安や痛みを伴った負の経験は再発を防ぐ自意識へとつながるが,無関心な状況であるならば,教育が必要となるであろう.再発を予防するため,まずは患者の声をきくこと,そして足について一緒に考えることから始めよう.

文　献

1) 松本健吾ほか:Total Contact Cast を応用した術後早期リハビリの取り組み.日本下肢救済・足病学会誌 6:56-65, 2014
2) 大塚未来子ほか:小切断患者の歩行特性とリスクについて.日本下肢救済・足病学会誌 6:167-171, 2014

　　　　　　　　　　　　　　　　　　　　　　　　　　　　　　（大塚　未来子)

3 その他の疾患

1）下肢切断患者

症例情報

基本情報 65歳，男性，身長167.5cm，体重80.9kg，BMI 28.8kg/m²．

診断名 糖尿病足壊疽．

現病歴 2013年1月某日，左第5足趾の潰瘍が急速に悪化したため（図1-A, B），治療目的で入院となった．感染症を契機に糖尿病足壊疽を発症し，抗菌薬治療を開始した．しかし，感染症は拡大傾向であり，これ以上の保存的治療は困難となり，2月某日，第3〜5足趾離断術を施行された（図1-C）．離断部の治癒は進まず，3月某日，左下腿切断に至った（図1-D）．下腿切断術後，義足リハビリテーション目的に理学療法が処方された．

合併症 糖尿病：糖尿病罹病期間（推定罹患期間）38年，糖尿病網膜症あり（増殖網膜症），糖尿病神経障害あり，糖尿病腎症あり（Ⅴ期）．
閉塞性動脈硬化症．
閉塞性睡眠時無呼吸症候群．

既往歴 1975年，糖尿病と診断され，1985年より糖尿病治療を開始した．1987年に光凝固療法を実施（片眼失明）し，2001年よりインスリン療法が開始され，2012年には血液透析療法（以下，透析）を導入した．
2003年に一過性虚血発作（transient ischemic attacks：TIA），2004年に狭心症に対して経皮的冠動脈形成術 percutaneous coronary intervention：PCI）を施行．
なお，時期不明であるが高血圧症，脂質異常症がある．

入院時検査所見
胸部エックス線単純撮影：CP angle dull，心胸郭比48.7％（基準50％以下）．
睡眠時無呼吸精密検査（polysomnography：PSG）：無呼吸低呼吸指数（apnea hypopnea index：AHI）28.7回/時（基準5回/時以下）．
安静時心電図：心拍数77回/分，洞調律．
自律神経機能検査（coefficient of variation of R-R intervals：CVR-R）：安静時0.35％，深呼吸時0.59％（60代の平均2.7％，下限値1.3％）．

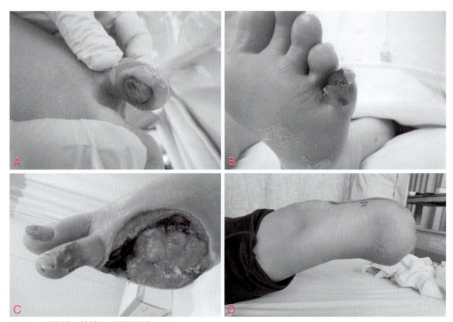

図1 左足部の状態と下肢切断レベル
A, B：急速に悪化した左第5足趾の潰瘍，C：第3～5足趾離断術後，D：左下腿切断術後

心エコー：弁膜症なし，EF 65％（基準60～80％），IVC 0.8cm（基準1.0～2.0cm）．
血液検査：HbA1c 6.9％（基準4.6～6.2％），空腹時血糖値 280mg/dL（基準70～109mg/dL），TC 141mg/dL（基準128～219mg/dL），TG 121mg/dL（基準30～149mg/dL），HDL 47mg/dL（基準40～96mg/dL），LDL 78mg/dL（基準70～139mg/dL），TP 8.1g/dL（基準6.7～8.3g/dL），Alb 3.2g/dL（基準4.0～5.0g/dL），BUN 35.4mg/dL（基準8.0～22.0mg/dL），Cr 6.47mg/dL（基準0.40～0.70mg/dL），eGFR 8mL/分/1.73m²（基準90mL/分/1.73m²以上）．
眼底検査：眼底の増殖組織は活動性なし．

医学的管理
食事療法：指示エネルギー1,800kcal/日，食塩制限あり（6g/日），蛋白制限あり（60g/日）．
薬物療法：インスリンリスプロ混合（28-0-18-0），アスピリン，利尿薬．

嗜　好 喫煙や飲酒はまったくしないが，甘いものが大好物．

職　業 自営業で自動車販売会社を経営している．

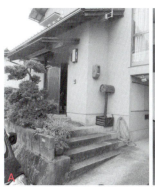
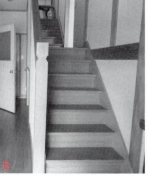
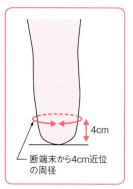

図2 自宅の段差
A：屋外の段差昇降は軽介助レベル．
B：屋内の段差昇降は壁伝いで自立レベル．

図3 断端周径の測り方
（文献1）より引用）

家族構成 妻と2人暮らし．キーパーソンは妻（健康体）．
家屋環境 2階建て一軒家．玄関前に段差と斜面あり．中2階に寝室あり（図2）．

1 開始時評価

① 主訴，デマンド，デザイア，ニーズ，ゴール

- 主訴：（片脚で）歩くとしんどい．腰や脚もだるくなる．
- デマンド：もっと楽に歩けるようになりたい．
- デザイア：仕事を続けたい．
- 医療者からみたニーズ：透析通院手段の獲得と疾病管理が重要な課題である．
- リハビリテーションゴール：
  長期ゴール（6ヵ月） 復職，義足装着下での運動習慣の獲得．
  短期ゴール（2ヵ月） 自宅退院に向けた ADL の獲得と義足歩行の獲得．

② 心身機能，身体構造

- 断端長：15 cm（左下腿切断）．
- 断端周径：34 cm（断端末から4 cm 近位，図3）．
- 感覚障害：感覚鈍麻あり，感覚異常なし，しびれなし．
- 筋力：
  握力　右16.5 kg，左12.0 kg（60〜64歳の平均39.7 kg）．

leg press　片脚での最大挙上重量（1 RM）60 kg.
- 体力：透析導入後より身体活動量は著しく低下しており，低体力であった．
- 関節可動域（range of motion：ROM；右/左）〔参考可動域〕
  股関節　屈曲（90°/90°）〔125°〕，伸展（15°/15°）〔15°〕，外転（30°/30°）〔45°〕，外旋（50°/50°）〔45°〕，内旋（25°/20°）〔45°〕．
  膝関節　屈曲（125°/120°）〔130°〕，伸展（0°/－5°）〔0°〕．
  足関節　背屈（0°/なし）〔20°〕，底屈（40°/なし）〔45°〕．
- 長座体前屈：－10 cm.
- バランス能力：片脚立位保持は困難．
- 疼痛：幻肢痛なし．

③ 活動（義足なしの ADL，理学療法開始時）
- 寝返りから端座位：自立．
- 立ち上がりから立位：平行棒を把持して片脚での立ち上がりは可能．把持物なしの片脚での立位保持は困難．
- 歩行：両腕片脚で平行棒内連続3往復により呼吸困難感あり．そのほか，移動は車椅子自走で自立．
- 段差昇降：不明．
- 病棟 ADL：車椅子を使用して自立．

④ 参　加
- 自宅復帰：困難（歩行および階段昇降困難）．
- 社会的交流：困難（復職や里帰り困難）．

2　プログラム

① 方　針
- 入院理学療法：自宅退院に向けた ADL の獲得．
- 外来理学療法：義足歩行能力の向上．
- 非監視型運動療法の指導：運動の習慣化．

② プログラム内容
　　1）断端部に対する断端管理
　　2）関節拘縮予防目的の ROM 運動
　　3）筋力トレーニング
　　4）義足非装着下での ADL 練習

5）義足歩行練習
6）有酸素運動

3 フットケアが必要と判断したポイント

　本症例は既往の糖尿病網膜症により片眼の視力を失い，他方の視力も低下していた．また，体幹や下肢の柔軟性が低下しており，断端部と残肢の観察が十分に行えない．さらに，糖尿病神経障害による感覚障害を認め，自覚症状がないことがむしろ足病変を悪化させかねない[2]．そのため，断端部および残肢のフットケアは本人のみでは十分に実施できないと判断し，キーパーソンである妻を含めたフットケア指導が必要であると判断した．

4 糖尿病足病変に関する評価および分析

① 糖尿病足病変リスクに関する評価

- 糖尿病神経障害：
  アキレス腱反射　右低下，左下肢切断のため測定不可．
  振動覚　右6秒，左下肢切断のため測定不可（基準10秒以上）．
  5.07モノフィラメント　右母趾，母趾球，小趾球は圧覚消失，左断端部は正常．
- 動脈硬化の指標：
  頸動脈エコー　IMT 1.4 mm（基準1.0 mm以下）．
  足関節上腕血圧比（ankle brachial index：ABI）　右1.01，左0.75（基準0.9〜1.4）．
  脈波伝播速度（pulse wave velocity：PWV）　右3,026 m/秒，左3,457 m/秒（60代の平均1,392 m/秒以下）．
  左足背動脈・後脛骨動脈触知　微弱．
  末梢冷感　あり．
- 浮腫：著明な下腿浮腫なし．
- 血液検査：TG 121 mg/dL（200 mg/dL以上で下肢切断リスクあり）．
- 足部変形：著明な変形なし．

　下肢切断患者は切断術後，義足作製を目的に断端管理を行う（図4）[3]．断端管理中は断端部の縫合不全や感染・炎症所見を認めないか，注意深く観察する必要がある[4]．特に弾性包帯やシリコンライナーによる圧迫療法後は圧迫療法前に比べて，

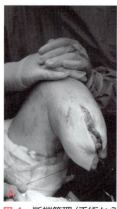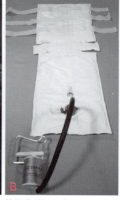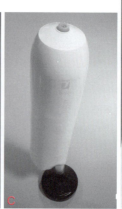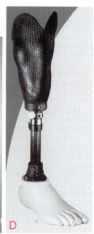

図4 断端管理（手術から義足作製まで）
A：下腿切断術（sagittal flap 法），**B**：semirigid dressing[注1]，**C**：圧迫療法（シリコンライナー）[注2]，**D**：下腿義足

縫合部の離開や熱感，発赤の増悪を認めていないことを確認する．断端部の問題がなければ，徐々に圧迫療法の時間を延長し，断端周径を小さくし，周径が一定となるまで断端管理を継続する[5]．

義足作製後は断端部に新たな傷や潰瘍などをつくらないようにフットケアを本人や家族に指導する．また，下肢切断のリスク因子は残存しているため，残肢のフットケアも当然継続して行う必要がある（図5）．

② 分　析

義足歩行では断端部と義足ソケットがフィットしているか確認する必要がある[6]．義足装着時のチェックポイントを以下にあげる（図6）．

注1）切断術直後に行う断端管理である．図4-Bに示す用具を断端部の形状に合わせ，ポンプで空気を抜くと，ギプスのように硬くなる．腫脹増大の抑制や疼痛の軽減を目的に切断術後7〜10日間実施する．空気を抜くと用具は柔らかくなるため，容易に断端部の観察が行える利点がある．断端部の創部や末梢循環の確認などフットケアの観点から semirigid dressing は最適の断端管理である．

注2）semirigid dressing 終了後はシリコンライナーを用いた圧迫療法による断端管理を行う．断端周径（図3）より1〜2cm小さいシリコンライナーを装着して断端部を圧迫する．圧迫により断端周径が小さくなれば，シリコンライナーのサイズも小さいものに変更する．1日1時間の装着時間から徐々に装着時間を延長させ，10時間程度まで装着できるように管理・指導する．圧迫療法は断端周径が一定になるまで継続し，断端周径が一定となれば義足作製を依頼する．義足がフィットするかはこの段階で決まるため，入念に行う必要がある．

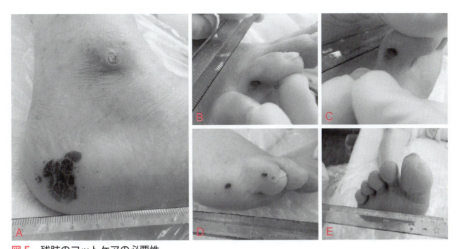

図5 残肢のフットケアの必要性
A：踵部1箇所の傷．**B, C**：中趾1箇所の傷．**D**：小趾2箇所の傷．**E**：足底傷なし．

1) 義足装着前に断端部に傷がないか確認する．傷がある場合は断端部を保護する（図6-A）．
2) 断端部にシリコンライナーを装着する際には断端部とシリコンライナーに隙間がないように装着する．また，ライナーピンが下腿に対してまっすぐになっているか確認する（図6-B）．
3) シリコンライナーと義足ソケットに隙間がある場合は専用の靴下を履き，断端周径の変化に対応する（図6-C）．特に透析導入患者は断端周径が変化しやすいので，注意深く観察する必要がある．
4) 断端と義足がフィットしているかベンチアライメントで確認する（図6-D）．
5) 義足作製時の断端周径より著しく断端周径が減少した場合は医師や義肢装具士と相談のうえ，ソケットの再作製を検討する．

上記のように義足が正しく装着できており，義足がフィットしているか歩行前に確認する．なぜならば，義足がフィットしていなければ，断端部と義足が上下にピストン運動を起こすことで断端部にせん断応力が加わり，断端部に傷をつくる可能性があるからである．

次に義足歩行により，断端部に過負荷がかかっていないか確認する必要がある[7]．義足歩行後のチェックポイントを以下にあげる（図7）．

1) 義足歩行時は断端部と義足がスラスト（突発的な急激な動き）を引き起こして

3 その他の疾患　183

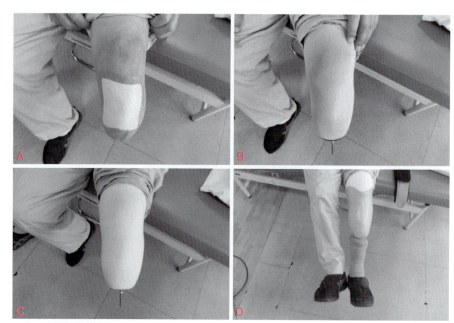

図6 義足装着時のチェックポイント
A：断端部に傷がないかの確認．傷がある場合は断端部を保護する．
B：断端部とシリコンライナーの隙間の確認．ライナーピンがまっすぐになっているかの確認．
C：断端周径の変化に対する対応．シリコンライナー用のソックスを装着．
D：断端と義足がフィットしているかの確認．

いないか確認する．義足歩行中のみでは断端部へかかる負担は確認しきれないため，義足歩行後は義足とシリコンライナーを外して，コメディカルと本人で発赤や腫脹などがないことを必ず直接皮膚の状態をみて確認する．

2) 確認部位は断端部の前面，外面，内面，後面，それぞれを確認する（図7）．特に後面は目の届きにくい部位であるため注意して観察する．
3) 断端部に問題がない場合は義足歩行時間や歩行距離を記録しておき，その運動範囲内であれば，しっかり運動を行うように指導する．
4) 断端部への負荷が大きい場合は歩行補助具などを用いて切断側下肢の免荷をする必要がある．

なお，残肢においても同様に，義足歩行後は足底に発赤や擦過傷などがないか皮膚の状態をみて確認する．

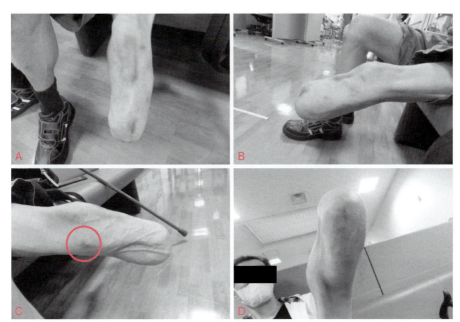

図7 義足歩行後のチェックポイント
A：前面問題なし．B：外面問題なし．C：内面大腿骨内顆に発赤を認める．D：後面問題なし．

5 経　過

評価および分析結果から以下のような介入を実施した．

① 入院時のプログラム

本症例は自宅退院を目指すために，ADL の獲得が必須である．その理由は下肢切断前から透析を導入されており，週3回の通院の必要がある．義足を装着することで立ち上がりや立位，歩行動作が自立すれば，透析通院を含む外出が容易となり，QOL が向上すると考えた．

- 切断後42日目：身体機能訓練や ADL 練習を進めながら，断端管理を行った．断端管理では断端部の下肢虚血による縫合不全をきたさないように留意した．また，断端部の血流を促進するためにシリコンライナーを用いた圧迫療法を選択した．シリコンライナーは断端部を圧迫し，断端周径の漸減を目指す一方で，シリコンライナー装着による吸引力で断端部は陰圧となり，断端部の血流は増加し，治癒促進の一助となる．本症例は下肢切断後にデブリドマンによる洗浄を繰り返

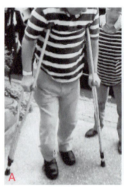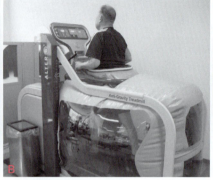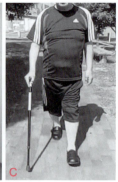

図8 義足歩行の状態と義足歩行練習の工夫
A：免荷式トレッドミル導入前，B：免荷式トレッドミル導入，C：免荷式トレッドミル導入後

したが，良好な断端を獲得した．

- 切断後57日目：断端周径が一定となった（28 cm）と判断し，医師による義足処方を行い，義肢装具士に義足作製を依頼した．義足処方の内容はモジュールソケットとし，TSB方式でシリコンライナーとソケットをピンで懸垂した．足部は活動度の低い患者に推奨される安定性の高い単軸フット（Ottobock社，1H38）とした．義足作製日より義足歩行練習を開始し，断端部の負担が軽減するように義足アライメントを調整しながら歩行練習を継続した．

- 切断後80日目：妻の介助を必要とするかたちではあったが，両松葉杖を使用して実用的な義足歩行と階段昇降を獲得したため，自宅退院となった．短時間の歩行で呼吸困難感を認めるが，自宅退院後は透析通院が行えた．義足歩行後は本症例とキーパーソンである妻に対して断端部に傷などがないかの観察を行うように指導した．断端の観察指導により，断端部には問題は生じなかった．

自宅退院に向けた義足装着下のADLの獲得は以下のように達成した．

1) 立ち上がり：物的介助なく立ち上がり可能，見守りレベル．
2) 立位：両脚立位可能，自立．
3) 歩行：両松葉杖を使用して義足歩行70 m可能，近位監視レベル（図8-A）．
4) 段差昇降：20 cm段を両松葉杖を使用して2足1段可能，屋外軽介助レベル，屋内自立レベル．

② 外来時のプログラム

入院時には低体力のため，十分な義足歩行練習が行えず，義足歩行の自立には至らなかった．そのため，外来で義足歩行能力の向上と義足装着下での運動療法を継

続した.

　義足歩行能力の向上を達成するために工夫した点は，免荷式トレッドミルを使用したことである（図8-B）[8]．低体力であるうえに既往に心疾患を有していたため，運動強度を低強度にし，義足歩行の練習時間を確保するように試みた．このように免荷式トレッドミルは運動負荷の観点だけでなく，断端部への負荷も軽減できることから，血管原性下肢切断患者に対してとても有効な手段であると考える．免荷式トレッドミルを導入することで呼吸困難感は軽減し，自己効力感が向上し[9]，長時間の義足歩行練習を行うことができた（表1）．

　平地での歩行獲得を目指していたため，免荷量は徐々に軽減させた．6週間の義足歩行練習により，T字杖歩行が可能となり，義足歩行の獲得を達成した（図8-C）．また，歩行距離は300 m以上可能で，歩行後に断端部の問題は認めなかった．この時点で本症例のデザイアである「仕事を続けたい」を達成し，復職を果たした．

　義足歩行を獲得したため，次のリハビリテーションゴールである非監視型運動療法の獲得を目指した．自宅でも運動療法を継続できるかどうか，身体活動量計を使用して身体活動量を評価した．透析を導入されていることもあり，透析日はほぼ歩いておらず，非透析日も1,000歩未満であった．

　本症例においては非監視型運動療法を継続することは困難であったため，糖尿病や動脈硬化の疾病管理を目的にリハビリテーション科医師の指示のもと，外来で運動療法を継続することとした．外来では非透析日の平日とし，週2回の頻度とした．外来で運動療法を行うと，1日平均4,000歩の身体活動力を確保できた．透析のない休日は自主的に公園を歩くなど，自ら疾病管理をすすんで行う行動が見受けられた．また，里帰りや1泊旅行などを行い，社会的交流が可能となることで，QOLは向上した．

6 まとめ

　糖尿病合併症である糖尿病網膜症や糖尿病腎症，糖尿病神経障害を（すべて）有する患者は動脈硬化を基盤とする全身の血管障害を有している可能性がある[10]．そのため，糖尿病足壊疽を含む糖尿病由来の血管障害による下肢切断者は全身の血管障害に留意しながらフットケアを行う必要がある．

　しかしながら，糖尿病などが原因で足病変が重症化し，下肢切断に至る患者は年間1万人にあがり，下肢切断患者数は増加の一途をたどる．なかでも糖尿病足壊疽による下肢切断は非外傷性の切断原因の第1位で，年間約3千人が下肢切断に

表1 免荷式トレッドミルの運動プログラム

	体重（%）	速度（km/時）	時間（分）
1週目	60	2.0～3.0	10
2週目	70	4.0	20
3週目	85	3.0	20
4週目	70	5.0	20
5週目	75～85	4.0	30
6週目	85～100	3.5～4.0	30～40

表2 下肢切断を防ぐための10の法則

1. たばこを吸わない．
2. 運動を習慣として行う．
3. 良好な血糖コントロールを維持する．
4. 血圧をコントロールする．
5. コレステロールをコントロールする．
6. 入浴後は足指の間をよく乾かし，足を観察する．
7. 自分の足に合った靴を履く．
8. 自分で処置をしない．
9. ウオノメやタコを自分で削らないようにする．
10. 家では素足で歩かない．

（文献14）より引用）

至る．下肢切断により寝たきりとなる患者もおり，透析患者では1年生存率は50％であり[11]，5年生存率に至っては15％以下と消化器系がんのなかで最も低い膵臓がんの生存率に匹敵する．また，非透析患者でも5年生存率は約40％と低い[11]．このように死と隣り合わせになった下肢切断患者は全身管理を行いながら早期に義足歩行を獲得することを目標に，義足リハビリテーションを開始する．

血管原性下肢切断における歩行獲得率は下腿切断で28.6％，大腿切断で25％と低く[12]，ADLやQOLが低下する．そのため，下肢切断患者は断端部の断端形成やフットケアのみならず，残肢のフットケアを継続し，糖尿病・血管障害の良好なコントロールが望まれる．したがって，義足歩行の獲得がリハビリテーションの最終ゴールではなく，治療手段の1つである運動療法を義足装着下で継続させることがわれわれコメディカルの使命でもある．

さまざまな合併症や併存疾患を多数有する下肢切断患者では，運動療法中のリスク管理や適切な運動処方が必要である[13]．そのため，コメディカルは下肢切断患者に運動療法を行う際は，呼吸・循環応答や断端管理を含むフットケア，義足のフィッティングなどが適切であるか判断しなければならない．

例えば，自律神経障害による起立性低血圧を認める場合は腹帯を巻いて，血圧低下予防に努めるべきである．透析患者は透析日や非透析日で下肢の浮腫が増減し，ドライウエイトが変更されると断端周径が変化するため，靴下を脱着することで微細な断端周径変化に対応する必要がある．また，その内容を患者および家族にも指導する．

これらのフットケアや疾病管理を継続したことで本症例は下肢切断後2年7ヵ月の間，透析と外来で理学療法を行いながらADLやQOLを維持して自宅生活を送っている．他症例では，下肢切断後に義足を作製し，その後腎移植を受け，透析は不

要となり，仕事復帰を達成したケースもある．

一方で下肢切断後に死亡するケースもある．多職種連携により義足作製の方針となり，義足作製後にADL練習を中心としたリハビリテーションを継続し，短距離の義足歩行と下肢切断前のADLを獲得し，自宅退院の目標を達成したが，独居でキーパーソンがおらず，外来通院ができず自宅での運動療法も継続できなかったため，自宅退院後数日（切断後3ヵ月）で死亡されたケースもある．

他症例では，下肢切断後も食事療法が厳守できず，血糖コントロール不良のため縫合不全で義足作製に至らず，心不全や腎不全などの多臓器不全，敗血症（切断後1年5ヵ月）で死亡されたケースもある．

このように糖尿病などを原因とする下肢切断患者は下肢切断後も多数のリスク因子を保有しているため，医学的管理が重要である．医学的管理には，医師（糖尿病内科，血管外科または整形外科，リハビリテーション科の医師）をはじめ，看護師や管理栄養士，コメディカルなどの医療スタッフと患者本人の自己管理能力，キーパーソンを含む家族の支援が重要となる．

アドバイス

✓ 本症例の下肢切断は糖尿病や末梢動脈疾患を基盤としたものである．下肢切断に至る糖尿病患者はこれまでのフットケアや血糖コントロールを含む治療アドヒアランスが低いため生存率が低く，ADLやQOLも著しく低下する．本症例は下肢切断を機に今までの生活を見直し，医療スタッフは食生活や運動習慣，血糖コントロールに関して再指導した（表2）．

医療スタッフは患者教育を行いながら，残肢のフットケアを行い，断端部には断端管理を行った．血管原性下肢切断患者にとってシリコンライナーによる断端管理は圧迫と陰圧を保てるため，有用である．

血管原性下肢切断患者は義足歩行を十分に行うだけの体力がない場合があるので，義足歩行練習の工夫も必要な場合がある．

従来の義足リハビリテーションでは外傷性下肢切断者が多く，断端管理と義足歩行練習がスムーズに行えた．しかし，現在は血管原性下肢切断患者が増加し，断端管理と義足歩行練習のみならず，疾病管理も重要となるため，多職種が連携して義足リハビリテーションゴールを設定する必要がある．ゴール設定にはリハビリテーションに対する切断患者の意欲や生存率，身体機能，キーパーソンなどを考慮し，義足処方の是非を決定する．

義足リハビリテーションに難渋が予想される症例でもリハビリテーションゴールを達成することで，切断患者の満足度は高く，ADLやQOLが向上すると考える．

文 献

1) 下腿用クッションライナー．オットーボック・ジャパン，http://www.ottobock.co.jp/media/ottobock-japan/prosthetics/6y70-6y75/files/cat-6y70-6y75-jp.pdf（2015年12月1日閲覧）
2) 関根典子：ナースステーションから　患者・家族・看護師も活用できる「糖尿病フットケアノート」の紹介．プラクティス 29：462-466，2012
3) 木村浩彰ほか：下肢血行障害に対する新しい包括的下腿切断方法　SMARTTM Program．日本リハ医会誌 44：499，2007
4) 佐鹿博信ほか：下肢切断の断端管理法の適応．リハ医 22：87-93，1985
5) 陳　隆明ほか：下腿切断者に対するシリコンライナーを用いた創治癒後断端マネジメントの経験　本法による病院間連携の提案．J Clin Rehabilitation 17：405-409，2008
6) 畠中泰司ほか：義足装着訓練．理学療法ジャーナル 29：873-879，1995
7) 長倉裕二：糖尿病による下肢切断のリハビリテーションとマネージメント　糖尿病切断の理学療法．Med Rehabilitation 133：27-32，2011
8) 反重力トレッドミル AlterG．日本シグマックス，http://www.alter-g.jp/about/（2015年12月1日閲覧）
9) 福原幸樹ほか：糖尿病性壊疽による下腿切断術後の義足リハビリテーションに反重力トレッドミルを使用した1症例．理学療法の臨床と研究 24：57-59，2015
10) 有賀玲子ほか：HbA1c と動脈の硬さの関連に関する研究　岩木健康増進プロジェクトでの横断研究と追跡研究．体力・栄養・免疫学誌 24：35-43，2014
11) Aulivola B et al：Major lower extremity amputation：outcome of a modern series. Arch Surg 139：395-399，2004
12) 成田寛志ほか：高齢者における血管原性下肢切断の検討．リハ医 40：17-21，2003
13) 津下一代：糖尿病の運動療法　メディカルチェックとリスク管理．臨スポーツ医 27：499-506，2010
14) Bill R：Develops 10 Ways to Evade Amputation in the Diabetic Sufferer, Releford Foot and Ankle Institute，2013

（福原　幸樹，岩城　大介）

3 その他の疾患

2）心血管疾患患者

症例情報

基本情報 75歳，男性，身長168 cm，体重51 kg，BMI 20.5 kg/m²．

診断名 狭心症，末梢動脈疾患．

現病歴 5年前から末梢動脈疾患に対して両下肢に計6回の経皮的血管拡張術を施行されている．2ヵ月前から左下肢の安静時痛，1ヵ月前から胸痛を自覚し受診された．血管造影検査で冠動脈の3枝病変および左深大腿動脈の閉塞を認めた．周術期の下肢虚血を懸念し，同日に左深大腿動脈形成術を先行して行い，その後冠動脈バイパス術を施行した．

術式 左深大腿動脈形成術，冠動脈バイパス術（人工心肺は用いない，右内胸動脈－左前下行枝，左内胸動脈－高位側壁枝－14番左回旋枝高側壁枝，大動脈－大伏在静脈－右冠動脈）．

冠危険因子 糖尿病，高血圧，喫煙（現在は禁煙，20～30本/日，30歳で禁煙）．

合併症 糖尿病神経障害．

既往歴 多発筋痛症．

家族歴 父も糖尿病．

入院時検査所見
バイタルサイン：意識清明，血圧144/55 mmHg，脈拍75回/分，SpO_2 99%．
身体所見：頸動脈怒張なし，心音リズムは整・S1正常・S2正常・S3なし・S4なし・雑音聴取なし，下肢浮腫なし，動脈触知（右/左）は大腿動脈（減弱/減弱）・膝窩動脈（減弱/消失）・後脛骨動脈（減弱/消失）・足背動脈（減弱/消失），位置覚は両側足趾正常，足底表在感覚は軽度鈍麻，下肢色調は左足趾チアノーゼ，500 m歩行で右間欠性跛行あり．
尿検査：尿蛋白（－），尿糖（4＋）．
血液検査：赤血球 $3.47×10^6$（基準 $3.83～5.27×10^6$），Hb 10.9 g/dL（基準 12.5～15.9 g/dL），Ht 31.7%（基準 36.0～48.6%），白血球 $5.9×10^3$（基準 $3.4～7.3×10^3$），TP 5.8 g/dL（基準 6.4～8.4 g/dL），Alb 3.6 g/dL（基

準 3.9〜5.2g/dL），BUN 20.6mg/dL（基準 7.0〜20.0mg/dL），Cr 1.43mg/dL（基準 0.30〜1.10mg/dL），TG 67mg/dL（基準 31〜150mg/dL），HDL 63mg/dL（基準 40〜96mg/dL），LDL 105mg/dL（基準 140mg/dL 以下），LDL/HDL 1.7（基準 1.99 以下），血糖値 306mg/dL（基準 110mg/dL 以下），HbA1c 7.2%（基準 4.6〜6.2%），BNP 294.2pg/dL（基準 18.4pg/dL 以下）．
冠動脈造影（coronary angiogram：CAG）：#1 100%，#6 75%，#9 75%，#11 99%，#12 90%，#13 75%．
胸部エックス線単純撮影：心胸郭比（cardio thoracic ratio：CTR）55%（基準 50%以下）．
心電図：洞調律，V_4・V_5 で ST 低下．
心エコー：左室駆出率（left ventricular ejection fraction：LVEF）64%（基準 50%以上），mildMR は軽度僧帽弁閉鎖不全，壁運動正常．
足関節上腕血圧比（ankle brachial index：ABI）：右 0.59，左 0.37（基準 0.9〜1.3）．
足趾上腕血圧比（toe brachial index：TBI）：右 0.60，左 0.55（基準 0.6 以下）．

医学的管理

食事療法：糖尿病食（指示エネルギー 1,600kcal/日），食塩制限あり（6g 未満/日，入院時）．心臓病食（指示エネルギー 1,600kcal/日），食塩制限あり（6g 未満/日，術後）．
薬物療法：クロピドグレル 75mg/日，アムロジピンベシル 10mg/日，テルミサルタン 80mg/日，グリクラジド 40mg/日．

嗜　好　アルコールはビール 350cc，焼酎 1 杯/日．
職　業　元教師．
家族構成　妻と 2 人暮し．
家屋環境　2 階建て，寝室 2 階．

1 開始時評価

① 主訴，デマンド，デザイア，ニーズ，ゴール

- 主訴：息切れがする．足がしびれる．歩くと足が痛い．
- デマンド：息切れや足の痛みがなく，歩けるようになりたい．
- デザイア：ゴルフがしたい．
- 医療者からみたニーズ：周術期の合併症がなく，自宅退院できる．狭心症，末梢動脈疾患の予防のために適切な運動負荷量について理解し，監視型運動療法を実践できる．
- リハビリテーションゴール

長期ゴール（5ヵ月）　狭心症，末梢動脈疾患予防のための疾患管理が自分で行え，非監視型運動療法が実践できる．
短期ゴール（2週間）　自宅退院に必要な運動耐用能の獲得，歩行機能の改善．

② 心身機能，身体構造

- リハビリテーション開始日：術翌日午前中に抜管し，午後から離床開始となる．
- 全身状態：ICU管理中，酸素療法3L，心嚢縦隔・右胸腔ドレーン留置，右大伏在静脈創皮下ドレーン留置，尿バルーン留置．

A．バイタルサイン

- 意識清明，血圧124/66 mmHg，脈拍94回/分，SpO_2 99%（酸素3L）．

B．身体所見

- 体重55.1 kg，頸動脈怒張あり，四肢末梢は温かいが，浸潤あり．
- 心音リズム：不整，S1正常，S2正常，S3あり，S4なし．
- 肺音：両側エアー入りが弱く，コースクラックあり．
- 12誘導心電図：
  洞調律　II，III，aV_F，V_2，V_3，V_4，V_5，V_6でST上昇．
  上室性期外収縮　散発．
- 胸部エックス線単純撮影：CTR 60%，両側に胸水認める．
- ABI（術前）：右0.59，左0.37．
- 下肢：浮腫なし．
- 動脈触知（右/左）：大腿動脈（可/可），膝窩動脈（可/可），後脛骨動脈（可/可），足背動脈（可/可）．
- 足部色調：良好．
- 冷感：両足趾．
- 疼痛：正中創部 visual analogue scale（VAS）50，大伏在静脈グラフト（saphenous vain graft：SVG）創部 VAS 65．術前に認めた左下肢の安静時痛は消失．

2　プログラム

① 方針

- 循環動態は安定しており，冠動脈バイパス術のリハビリテーションプロトコル（表1）に沿って心臓リハビリテーションを実施する．
- 院内ADLの自立後は，運動療法室で，虚血性心疾患，末梢動脈疾患の再発予防へ向けて運動療法を行う．

表1 開心術後のリハビリテーションプロトコル

手術後	
1〜2日	立位負荷試験
2〜3日	トイレ歩行負荷試験（約30m）
3〜4日	棟内1周歩行負荷試験（約100m）
4〜6日	棟内2周歩行負荷試験（約200m）
5〜15日	運動療法室にて有酸素運動開始 心肺運動負荷試験（CPX） 運動処方，退院指導
10〜20日	退院（3ヵ月ごとにCPX，運動処方の見直し）

（京都府立医科大学附属病院）

- 心疾患に対する運動強度は，心肺運動負荷試験（cardio pulmonary exercise test：CPX）を実施し，嫌気性代謝閾値（anaerobic threshold：AT）が推奨されている[1]．
- 末梢動脈疾患の運動強度は，跛行が出現し疼痛が中等度になった時点まで歩行する．疼痛が消失するまで安静にし，また中等度・疼痛が出るまでの歩行を繰り返すことが奨励されている[2]．

② **プログラム内容**

実際の経過を図1に示す．

A．**運動療法室でのプログラム**

1) 柔軟体操（ウォーミングアップ）
2) 足部，足関節のストレッチ
3) ウォーキング：AT心拍数85回/分（心拍数モニター）で，下腿痛が出るまで歩行（計15分，間欠性跛行距離の繰り返し）
4) 自転車エルゴメーターを使用した有酸素運動（AT心拍数85回/分，25W，20分）
5) 柔軟体操（クーリングダウン）

- エルゴメーターの負荷量はCPXの結果からAT時の心拍数とAT1分前のWを採用．ウォーキングについてもリスク管理の観点からAT時の心拍数での歩行を採用した．
- 運動中は心電図モニタリングを行い，運動前後で血圧を測定する．

B．**術後の身体機能，身体構造**

- 心機能：LVEF 68％．

	術前	術後1日	術後2日	術後3日	術後4日	術後5日	術後6日	術後7日	術後8日	術後11日	術後12日	術後13日	術後14日	術後16日	術後17日
心電図	洞調律	洞調律 →		心房細動 →	洞調律										洞調律
心拍数	94	91	89	100台	81	71	76	65	74	64	68	71	81	79	78
血圧	124/66	128/68	140/60	136/56	144/74	132/68	128/64	132/70	128/68	124/64	120/54	118/66	120/66	128/58	136/56
血糖値	108	173	135	178	144	198	168	151	139	111	124	102	137	102	110
HbA1c	7.6									6.8					
足背動脈ドプラ		+/+	+/+	+/+	+/+	+/+	+/+	+/+	+/+	+/+	+/+	+/+	+/+	+/+	+/+
ABI	0.59/0.37				0.55/0.54			0.60/0.67							

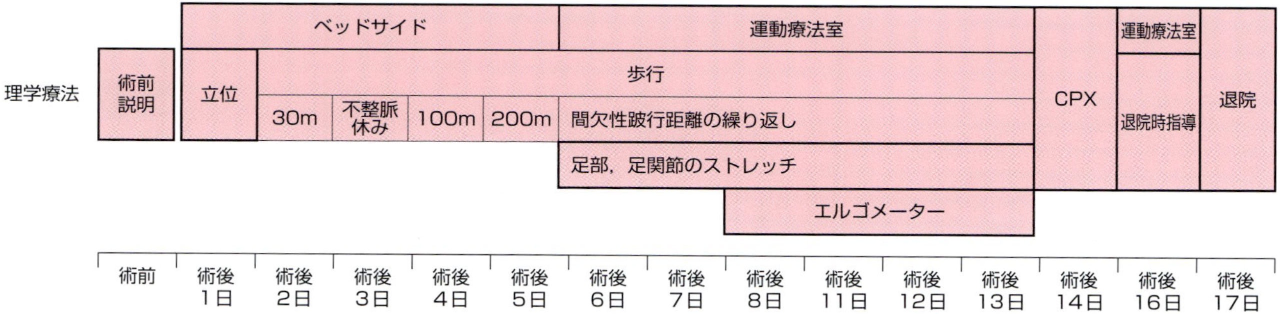

	術前	術後1日	術後2日	術後3日	術後4日	術後5日	術後6日	術後7日	術後8日	術後11日	術後12日	術後13日	術後14日	術後16日	術後17日
理学療法	術前説明	立位	ベッドサイド 30m	不整脈 休み	100m	200m	歩行 間欠性跛行距離の繰り返し 足部,足関節のストレッチ		運動療法室 エルゴメーター				CPX 運動療法室	退院時指導	退院

図1 理学療法の経過

開心術後のリハビリテーションプロトコルにより順調に離床し, 術後6日目から心疾患に対して有酸素運動を開始し, 閉塞性動脈硬化症に対しては足部, 足関節のストレッチ, 歩行運動を実施した.

3 その他の疾患

- CT：冠動脈バイパスは開存．右深大腿動脈は血流良好．右浅大腿動脈は閉塞．膝窩動脈から側副路あり．前脛骨動脈，後脛骨動脈は描出不良．左深大腿動脈は血流良好．左下腿の主要三分枝は石灰化と内径不同を認める．
- ABI：右 0.60，左 0.67．
- 皮膚組織灌流圧（skin perfusion pressure：SPP；右/左）：足背（35 mmHg/ 62 mmHg），足底（41 mmHg/ 54 mmHg）．
- 心肺運動負荷試験：ananerobic threshold oxygen consumption（AT$\dot{V}O_2$）10.1 mL/kg/分，AT 心拍数 84 回/分，ATW 30 W．
- 最大歩行距離：トレッドミル 2.4 km/時，12％勾配 170 m，跛行出現距離 120 m．

3 フットケアが必要と判断したポイント

　糖尿病，高血圧を合併症に持つ虚血性心疾患，末梢動脈疾患の症例である．術後経過は良好であり，ADL も早期に自立した．心機能は保たれており，今後は，虚血性心疾患，閉塞性動脈硬化症の再発予防のために，積極的に運動療法を展開していく時期にきている．しかし，糖尿病歴が長く，ABI，SPP が低値であり，下肢の動脈閉塞に対して血行再建術を繰り返していることから，創傷出現の可能性が懸念されるため，フットケアの指導が必要であると考えた．

4 糖尿病足病変に関する評価および分析

① 糖尿病足病変リスクに関する評価（図2, 3）

- 糖尿病罹病期間（推定罹病期間）：18 年．
- （空腹時・食後）血糖値：306 mg/dL．
- HbA1c：7.2％
- 糖尿病性網膜症：なし．
- 糖尿病性腎症：あり（Ⅰ期）
- 糖尿病神経障害：アキレス腱反射は右低下・左低下，振動覚は右6秒・左5秒，触圧覚検査（5.07 モノフィラメント使用）で前足部から末梢は無感覚．
- 末梢動脈疾患：動脈閉塞に対して血管内治療を繰り返している．
- ABI：右 0.60，左 0.67．
- SPP（右/左）：足背（35 mmHg/ 62 mmHg），足底（41 mmHg/ 54 mmHg）．

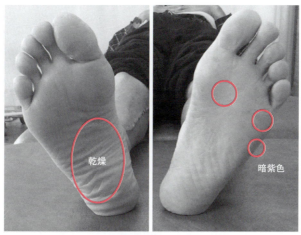

図2 足部所見（カラー口絵を参照）
白癬なし，爪変形なし，感染徴候なし，外傷なし．

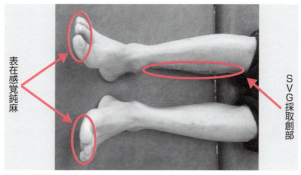

図3 SVG 創部
右下腿に冠動脈バイパス術に使用した SVG を採取した創がある．

- 動脈触知（右/左）：大腿動脈（可/可），膝窩動脈（可/可），後脛骨動脈（消失/消失），足背動脈（可/可）．
- 皮膚温：足関節付近から徐々に皮膚温が低下し，足趾は冷感が強い．
- しびれ：足趾に軽度のしびれ．
- 関節可動域（range of motion：ROM；右/左）：足関節背屈（5°/10°），第1中足趾節関節伸展（60°/60°）．

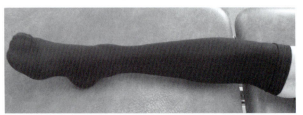

図4 弾性ストッキング
浮腫防止のため弾性ストッキングを着用した．

- 足部：白癬なし，爪変形なし，感染徴候なし，外傷なし，足底表面は乾燥，局所的に暗紫色あり．
- その他：冠動脈バイパス術にSVGを使用しており，下腿の循環障害（浮腫）が起こりやすい．

② 分析

　右SVGを採取しており，下腿の循環障害（浮腫）が起こりやすく，また糖尿病の既往があることから，易感染性であり，創部の治癒過程を注意深く観察する必要ある．

　動脈閉塞に対して血管内治療を繰り返しており，今後も閉塞のリスクが懸念された．

　現在，ROMは保たれており，足部の変形や胼胝などは出現していないが，左右ともに膝下の主要三分枝の狭窄を認め，ABI，SPPが低下しており，母趾球，小趾球にチアノーゼを呈し，末梢神経障害を合併していることから，潰瘍の出現に対して注意深く観察していく必要がある．

　虚血性心疾患，末梢動脈疾患の再発予防には動脈硬化予防のための運動療法が必須であり，退院後，創傷の出現がなく，安全に運動療法を行ううえでフットケア，ROMの維持，前足部の負担を軽減するインソールの作製および，靴の選定のほか，自分で足部病変の早期発見ができるよう，セルフモニタリング指導が必要と考えた．

5 経過

① 実際の介入

1）足部の乾燥→保湿クリームの使用．
2）浮腫予防（SVG採取による循環障害）→弾性ストッキング（図4）の着用．

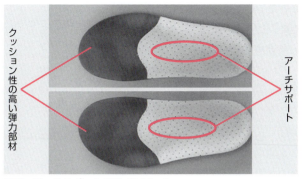

図5　アーチサポートつきインソール
前足部は除圧できるようクッション性の高い弾力部材を使用した．

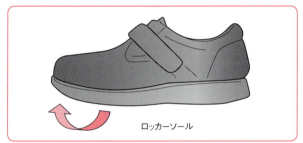

図6　ロッカーソールの靴
つま先が上がっていて，足底は船底型．前足部での踏み返しが容易となる．

3）虚血の進行，創傷の早期発見→皮膚温，皮膚色，動脈触知，疼痛，創傷の確認．
4）ROMの維持→足趾，足関節のストレッチ．
5）前足部のチアノーゼ，感覚障害→アーチサポートつきインソールの作製（前足部はクッション性の高い弾性部材を使用し，除圧効果を高めたもの，図5）．
6）靴の確認（運動時に使用する靴の評価[3]，前足部への負担を軽減するため，靴はロッカーソール〈つま先が上がっていて，足底は船底型．前足部での踏み返しが容易となる〉の靴を使用，図6）．
　・靴のサイズはあっているか（足趾，足背，踵に圧迫がないか，緩みがないか）．
　・重心が踵に落ちているか．

・アーチラインがあっているかなど．

② その後の経過

A．退院後の運動療法（非監視型運動療法）
1）フットケア（足部の観察）
2）柔軟体操，足部のストレッチ
3）ウォーキング（AT心拍数84回/分＝時速2.0kmで中等度の虚血痛が出現するまで歩行し，その後虚血痛が消失するまで休憩をする，歩行時間計30分以上，週3回以上実施）
4）整理体操

上記運動療法を退院時に指導した．もともと運動習慣（ノルディックウォーキング）は獲得できており，アドヒアランスは良好であった．5ヵ月後，SVG創部は感染徴候なく治癒し，下肢の虚血症状，足部変形，創傷もなく，経過は良好である．

B．退院後の評価
- HbA1c：6.8％．
- ABI：右0.88，左0.72．
- ROM（右/左）：足関節背屈（5°/10°），第1中足趾節関節伸展（60°/60°）．
- 最大歩行距離：トレッドミル2.4km/時，12％勾配364mへ改善した．
- 心肺運動負荷試験：peak$\dot{V}O_2$ 17.9mL/kg/分，AT$\dot{V}O_2$ 13.1mL/kg/分．

6 まとめ

　虚血性心疾患，末梢動脈疾患（FontaineⅡ：間欠性跛行）を発症し，冠動脈バイパス術，左深大腿動脈形成術を施行した高齢男性である．心機能は保たれており，術後特に合併症はなく離床し，早期に術前のADLまで回復できた．動脈硬化のリスクファクターとして高血圧，糖尿病を有しており，今後これらのコントロールが虚血性心疾患や末梢動脈疾患の再発予防に大きく関与している．

　運動療法によって，"血糖値，血圧値の是正による動脈硬化疾患の再発予防"のほか"冠動脈バイパス術の開存率の向上[4]""運動耐用能の改善""間欠性跛行距離の改善""循環改善，創部治癒の促進"などの効果が期待できる．

　本症例の運動処方では虚血性心疾患と末梢動脈疾患の異なる運動処方について考慮する必要があり，前者は，最高酸素摂取量の40～60％の有酸素運動[5]であり，後者は，3～5分以内に疼痛が出現する歩行スピードで中等度の疼痛が出現するまで歩行し，下肢筋を無酸素状態にする強度[2]である．

本症例は，冠動脈の虚血は解除できたが，下肢の虚血に関しては回復が乏しく，ABIは低値で，前足部のチアノーゼが残存しており，糖尿病神経障害による感覚障害も合併していた．そのため，SVG創の治癒遅延や虚血性潰瘍もしくは神経障害性潰瘍の出現が懸念され，弾性ストッキングの着用，虚血進行の早期発見のための足部観察指導やフットケア，ウォーキングが足部病変の一誘因とならないよう，インソールの作製，靴の選定を行う必要があった．

　末梢動脈疾患が重症化すると，虚血性足潰瘍が出現し，その予後は不良である．慢性重症下肢虚血（安静時痛，足部潰瘍）の1年後の転帰は切断30％，死亡25％と報告されており，その死亡原因は心血管疾患である[6]．また多くの症例が無症候性の末梢動脈疾患から慢性重症下肢虚血へ移行することも報告されており[2]，注意が必要である．

アドバイス

✓ 末梢動脈疾患の30～50％に冠動脈疾患を，30％に脳動脈疾患を有しているという報告もあり，心疾患患者の運動療法を行うときにはほかの動脈疾患を合併していないか，動脈硬化のリスクファクターは何かを確認する必要がある．末梢動脈疾患や糖尿病を有している場合，足部や歩行の評価，また靴の適合確認やフットケアなどの指導を怠り，運動療法によって足病変を合併してしまうことは最も避けたいことの1つである．

文献

1) 循環器病の診断と治療に関するガイドライン（2012年度合同研究班報告）．心房細動治療（薬物）ガイドライン．2013年改訂版，2013
2) Norgren L et al：Inter-society consensus for the management of peripheral arterial disease (TASC II). Eur J Vasc Endovasc Surg33：S1-S75，2007
3) 坂口　顕（編）：理学療法士のための足と靴のみかた，文光堂，東京，73-80，2013
4) 久保　博ほか：心臓リハビリテーションのACバイパスグラフト開存への効果．診断と新薬 29：131-136，1992
5) Fletcher GF et al：Exercise standards for testing and training：a statement for healthcare professionals from the American Heart Association. Circulation 104：1694-1740，2001
6) Hirsch AT et al：ACC/AHA 2005 guidlines. J Am Coll Cardiol 47：1239-1312，2006

（山端　志保）

3 その他の疾患

3）透析患者

症例情報

基本情報 54歳，男性，身長185cm，体重76kg，BMI 22.2kg/m²．

診断名 左顔面蜂窩織炎後の舌下神経麻痺，廃用症候群．

現病歴 2015年2月，左下奥歯（齲歯）の歯根部膿瘍から生じた蜂窩織炎により気道閉塞，敗血症性ショックをきたし，救急搬送されA病院に入院となる．気管挿管，深頸部膿瘍切開術，喉頭膿瘍切開術，抜歯，抗菌薬投与および連日持続血液透析濾過（continuous hemodiafiltration：CHDF）により状態は安定する．しかし膿瘍浸潤からの舌下神経麻痺により嚥下困難となり，経鼻経管栄養管理となる．胃瘻造設を試みるも内視鏡下では困難であり，外科的手術による造設を検討したが，駆出率（EF）14％と超低心機能のため実施は困難との判断で経鼻経管栄養の継続となる．2015年6月，血液透析およびリハビリテーション目的で当院に入院となる．

合併症 慢性腎不全：CKD重症度分類ステージG5．
糖尿病：推定罹患期間21年，糖尿病腎症あり（Ⅴ期），両側糖尿病網膜症あり（前増殖期）．
閉塞性動脈硬化症：疑い．

既往歴 2004年に糖尿病腎症のため血液透析が導入された．2006年には脳梗塞を発症するも後遺症なく経過．2013年7月には重症虚血性心疾患と診断され，右冠動脈完全閉塞に対して経皮的冠動脈形成術（percutaneous coronary intervention：PCI）を施行される．2013年11月には右冠動脈の再閉塞に対して，2014年9月にも左回旋枝の閉塞に対してPCIを施行される．

入院時検査所見 血液検査：血糖値162mg/dL（基準70〜109mg/dL），GA 17.4％（基準11〜16％），赤血球283×10⁴（基準427〜570×10⁴），白血球10,700（基準3,900〜9,800），Hb 9.2g/dL（基準13.5〜17.6 g/dL），血小板18.3×10⁴（基準13〜36.9×10⁴），AST 10単位/L（基準10〜40単位/L），ALT 6単位/L（基準5〜45単位/L），LDH 162単位/L（基準115〜245単位/L），TB 0.3mg/dL（基準0.2〜1.1mg/dL），BUN 38mg/dL（基準8〜22mg/dL），CRP 5.84mg/dL（基準0.3mg/dL以下），TP 6.1g/dL（基準6.7〜8.3 g/dL），Alb 2.7g/dL（基

準 3.8〜5.3 g/dL).
胸部エックス線単純撮影：心胸部比 58％（基準 50％以下）.
安静時心電図：心室性期外収縮（頻発），下壁梗塞所見あり.
心エコー：EF 22.7％（基準 55％以上），LVDd 56.9mm（基準 40〜55mm），LVDs 50.9mm（基準 30〜45mm），IVST 15.3mm（基準 7〜12mm），PWT 8.4mm（基準 7〜12mm），LAD 44.3mm（基準 20〜35mm），MR moderate，TR trace.

医学的管理	透析療法：週3回3時間の血液透析．胸部エックス線単純撮影では肺うっ血を認め除水を強化する必要があるが，血管内脱水があり除水により頻脈を生じるため除水強化がやや困難な状況にある． 食事療法：注入食（経鼻経管栄養），指示エネルギー1,400kcal/日，食塩制限あり（6g/日），蛋白制限あり（49g/日）．
嗜　　好	喫煙 60本/日，飲酒ビール 3〜5本/日.
職　　業	無職（以前は運送会社勤務）.
家族構成	母親，息子1人（社会人）.
家屋環境	一戸建て（2階建）．居住スペースは1階にあり，2階を使用することはほとんどない．玄関前に15cmの段差が2段．屋内に手すりはない．

1 開始時評価

① 主訴，デマンド，デザイア，ニーズ，ゴール

- 主訴：起き上がると血圧が下がる．
- デマンド：前みたいに自由に動けたり，食べたり，飲めたりできるようになりたい．
- デザイア：誰にも迷惑をかけずに生活したい．
- 医療者からみたニーズ：心機能の低下が著しいため，十分なリスク管理のもと自立した在宅生活に必要な運動耐容能の獲得が必要である．また嚥下機能の回復を図り，経口摂取の獲得あるいは栄養管理を自分で行えることが必要である．
- リハビリテーションゴール：
長期ゴール（4ヵ月）　自宅での生活自立．
短期ゴール（2ヵ月）　独立歩行による院内での生活自立．

② 心身機能，身体構造

- 意識障害：なし．
- 認知機能：問題なし．

- 筋力：徒手筋力テスト（manual muscle testing：MMT；右/左）　股関節伸展（3/2），股関節外転（3/2），膝関節伸展（3/3），足関節背屈（3/3），足関節底屈（2/2），肩関節屈曲（2/4），肩関節外転（2/4）．
- 関節可動域（range of motion：ROM；右/左）：
  足関節　背屈（0°/10°），内がえし（25°/20°），外がえし（0°/15°）．
  肩関節　屈曲（120°/150°）．
  股関節・膝関節　明らかな制限はなし．
- バランス能力：
  ロンベルグ立位　開眼 30 秒以上，閉眼 5 秒．
  片脚立位（開眼）　右 2 秒，左 1 秒（5 秒以下は転倒ハイリスク者）．
- 疼痛：右上肢挙上 100°で右肩関節前面に疼痛あり．約 50m の歩行（歩行器使用）により両下腿部の疼痛出現．
- 感覚障害：表在・深部感覚ともに明らかな低下なし．
- 発声機能：気管切開中であり精査困難．舌の自動運動困難．
- 嚥下機能：口腔期の舌運動不能で食塊の送り込み困難．うがい時の水分誤嚥あり．嚥下反射はわずかに認めるが，喉頭挙上距離の著しい低下を認める．

③ 活　動

- 寝返りから立ち上がり：自立．
- 立位：自立．
- 移乗：自立．
- 歩行：
  屋内・外歩行　未自立（院内移動は車椅子介助）．
  歩行器歩行　近位監視レベル（両下腿部の疼痛が出現し，連続歩行可能距離約 50m）．
- 階段昇降：未実施．
- 病棟内 ADL：
  排泄動作　監視レベル（トイレまでの移動は車椅子介助）．
  入浴動作　全介助レベル．
  食事動作　未実施（経鼻経管栄養管理）．

④ 参　加

- 在宅復帰：困難（歩行未自立，経口摂取困難，排泄・入浴動作要介助）．

2 プログラム

① 方 針
- 心機能低下が著しく，運動負荷量はごく低負荷でのトレーニングとする．
- 起立時に低血圧症状が出現するため転倒に注意を要する．

② 理学療法
1) 低負荷での下肢筋力トレーニング（自動介助から自動運動）
2) 両足関節の ROM 運動
3) バランス練習
4) 屋内歩行練習（キャスター付き歩行器使用）

③ 作業療法
1) 右上肢機能トレーニング（肩関節の可動域拡大および疼痛緩和）
2) ADL 動作練習および生活指導

④ 言語療法
1) 頸部筋ストレッチ
2) 口唇，舌の自動・他動可動域運動
3) 間接的嚥下訓練（アイスマッサージ，空嚥下）

3 フットケアが必要と判断したポイント

- 入院1〜30日目：入院当初は倦怠感，易疲労感が強く，起立時の低血圧症状も頻回に認められた．また，著しい心機能低下により十分な運動療法が行えなかった．
- 入院31〜50日目：トイレ移動時のみ院内歩行器歩行自立（6分間歩行距離120m）とするも，入院39日目に低血圧症状に起因する病室内での転倒が発生し，再び院内移動は車椅子を使用することとなった．
- 入院51〜65日目：低血圧症状が頻繁に認められるため，入院51日目よりドライウエイトの調整が行われた．それ以降は透析日および非透析日の低血圧症状，易疲労感が軽減したため，徐々に運動負荷量を増加していった．
- 入院66〜140日目：臥位でのエルゴメーター（負荷なしで5〜10分間）を用いた持久力トレーニングを開始し，入院81日目にはフリーハンド歩行が自立し，108日目には屋外歩行練習を開始した．
- 透析患者においては，歩行動作などによる反復した機械的ストレスによる胼胝，

鶏眼から潰瘍形成をきたし，最終的に切断へと至るリスクが非常に高い．本症例は介入初期の段階では，歩行機会も少なく荷重によるメカニカルストレスから生じる胼胝，鶏眼，靴擦れなどは認めなかった．しかし，入院141日目に行われた足関節上腕血圧比（ankle brachial index：ABI）の測定，下肢動脈超音波検査により，明らかな末梢血流障害が認められたことから糖尿病足病変の発生リスクが高い状況であると考えられた．今後，歩行機会の増加に伴いメカニカルストレスに起因する糖尿病足病変の発生リスクが高まることが予想されるため，発生の前段階より予防的な評価，介入が必要であると判断した．

4 糖尿病足病変に関する評価および分析

① 糖尿病足病変リスクに関する評価

- 糖尿病神経障害：アキレス腱反射は右低下・左低下，振動覚は右18秒・左18秒，自覚症状はなし，5.07モノフィラメントで両母趾足底面感覚消失．
- 末梢動脈疾患：ABIは右0.92・左0.61，足背・後脛骨動脈の触知は左足背動脈のみ減弱，下肢動脈超音波検査は左右ともに大腿動脈から足背動脈までに多数の石灰化像が認められる．完全閉塞はないが，左側は約80％の狭窄が疑われる．
- ROM（右/左）：
  足関節　背屈（5°/15°），足部内がえし（25°/20°），足部外がえし（5°/15°）．
  第1中足趾節関節　伸展（60°/70°）．
- MMT（右/左）：足関節底屈（3/3），足部内がえし（4/4），足部外がえし（3/4）．
- 足部変形：左右ともにハイアーチで凹足．
- レッグヒールアングル（荷重位）：右内反10°，左外反5°（正常0〜5°外反）．
- 静止立位・歩行時足底圧計測（入院145日目）：測定には歩行足圧分布測定器（ゲート・ビュー，梅宮産業，埼玉）を用いた．足部の視診において左右ともにハイアーチを認める．静止立位時の足底圧測定においても通常に比べ明らかに足底の接触面積が少ないことが認められ（図1），立位動作において少ない接触部位に大きな圧が集中しやすい足部形状であった．また，立位時の下肢アライメント評価において，右踵骨は内反し足部外側に荷重が集中しやすい足部形状を示していた（図2）．静止立位時にはその影響は明らかには認められないものの，歩行時の足圧軌跡の測定では，右立脚相において通常みられる踵からの接地がなく，早期に荷重が前足部外側（第5中足骨底および第4・5中足趾節関節部）へ移動し，同部での荷重支持時間が延長していることが認められた（図3）．

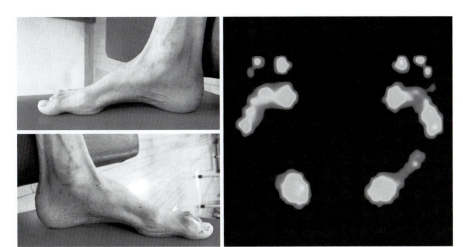

図1 足部の形状および静止立位足圧分布(カラー口絵を参照)　　　（右図：神戸装具製作所提供）

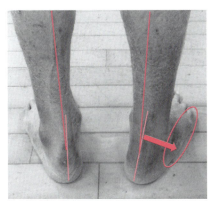

図2 介入前の下肢アライメント
右踵骨が内反し，足部外側へ荷重が集中しやすい．

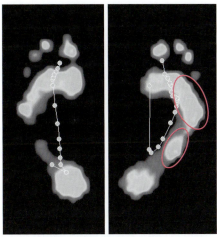

図3 歩行時の足圧分布および足圧中心軌跡（介入前）（カラー口絵を参照）

（神戸装具製作所提供）

② 分　析

　足部は骨構造上，回内により柔軟な足部となり，回外により足部の剛性を高める構造となっている．本症例のように高すぎるアーチや踵骨が内反し後足部が回外す

ると構造的に過度に足部の剛性が高まり，荷重に対する衝撃吸収が行われにくい．また本症例においては足部の形状だけでなく，右足関節背屈制限（5°），右足部外がえし制限（5°）を生じていた．通常立脚相中期から後期においては足関節背屈・足部外がえしにより足底全面での支持が行われ，局所的な圧の集中ではなく足底全面に圧の分散が行われるが，足関節・足部の可動域制限から踵離れが早く，早期に荷重が前足部外側へ移動し，同部への過度の圧集中をきたしているものと考えられた．また，右足部内がえし筋力（後脛骨筋）に比べ外がえし筋力（長・短腓骨筋）が弱化していることも歩行踏み切り動作時に前足部外側優位な蹴り出し動作を助長しているものと考えられた．

5 経過

評価および分析を受けて従来のプログラムに加え以下のような介入を実施した．
1) 右足関節背屈および右足部外がえしの ROM 運動
2) 右足関節底屈および外がえしの筋力トレーニング（ゴムチューブ，自転車エルゴメーター）
3) 足底パッドを用いた歩行機能評価

立位・歩行時の足底圧計測の結果をもとに，右下肢荷重時の足圧分布を調整する目的で右足関節背屈および右足部外がえしの可動域改善を重点的に実施し，ゴムチューブを用い下腿三頭筋，長・短腓骨筋の筋力トレーニングを自主練習として指導した．また，入院 84 日目から継続実施している自転車エルゴメーターの駆動動作を観察すると，右股関節を外旋し下腿を外方傾斜させることによって足部外側でペダルを駆動している様子が観察された．このことが歩行の蹴り出し動作における前足部外側優位な動作を助長していることも想定されたため，ペダル駆動時の股関節を中間位に保持させ，足部を内外反中間位での動作へと修正を行った（図 4）．

180 日目には足関節背屈可動域が右 15°・左 20°，足部外がえし可動域が右 15°・左 20°となり，右踵骨の内反は改善され（荷重下レッグヒールアングルで右内外反 0°，左外反 5°），右足部外側への荷重偏位はみられなくなった（図 5）．またインソールの作製も視野にいれ，足底パッドを貼付し歩行機能評価を行った．歩行時の足圧軌跡の測定では，当初みられていた右第 4・5 趾中足趾節関節部への過度な圧集中は改善され，正常な足圧中心の軌跡を描くようになった（図 6）．片脚立位時間（右 6 秒，左 9 秒），6 分間歩行距離（260 m）も不十分ながらも改善を認め，歩行機会が増加した現在においても胼胝，鶏眼などの発生は認めていない．現段階ではイン

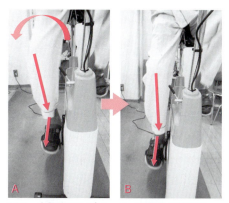

図4 自転車エルゴメーター駆動動作の修正
A：通常の駆動動作
B：股関節中間位に保持した駆動動作

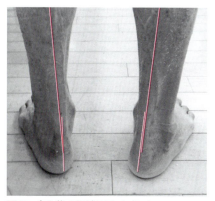

図5 介入後の下肢アライメント

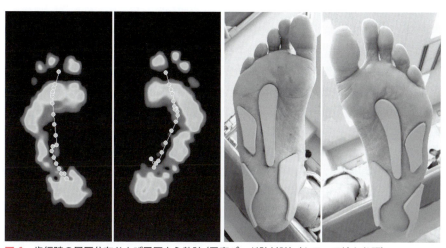

図6 歩行時の足圧分布および足圧中心軌跡（足底パッド貼付時）（カラー口絵を参照）

（左図：神戸装具製作所提供）

ソールの作製は行っていないが，その必要性の有無に関しては定期的な歩行機能評価，足部のチェックを行い継続して検討する予定である．

本症例は嚥下機能の改善が困難であり，栄養管理上の問題，心血管リスクが高いといった医学的管理上の問題から長期の入院を余儀なくされているが，現在注入食

の自己管理が可能となり，定期的な外泊練習を繰り返し，自宅復帰へ向けた準備を進めている．

6 まとめ

　透析患者は，糖尿病の有無にかかわらず末梢動脈疾患の独立したリスク因子とされている[1]．また，透析患者における末梢動脈疾患による下肢大切断術後の生命予後は極めて不良[2]であり，糖尿病透析患者においては神経障害のみならず末梢血流障害の早期発見・早期介入に努め，足病変の発生を予防することが重要である．しかしながら透析患者では，末梢血流障害に起因する間欠性跛行や安静時痛などの自覚症状が乏しく，その進行も早いことから重症虚血肢で発見されることが多く[1]，初期の段階では気づかれないまま放置される症例も多数存在すると考えられる．よって，透析患者は糖尿病足病変のハイリスク患者であるととらえ，自覚症状の有無にかかわらず早期に神経障害，末梢血流障害，皮膚病変，足変形，ROM制限，歩行状態などのスクリーニングを行い，そのリスク因子を把握するべきである．その点では本症例における糖尿病足病変のスクリーニング実施はABIの測定により末梢血流障害が疑われた後であり，フットケアの観点からは対応が遅れていたといえる．

　コメディカルが治療対象とする立位・歩行動作においては，足変形，ROM制限を有する足部への局所的なメカニカルストレスにより足潰瘍形成の原因となる胼胝，鶏眼，靴擦れなどを生じることがある．各動作をバイオメカニクスの観点から評価し，対象者の足部形状の特徴，立位動作時の荷重の偏り，歩行時の足圧軌跡から足底のどこに圧が加わりやすいのかをみることで，肥厚や胼胝，鶏眼のできやすい部位を予測することは可能であり，その結果を足病変の予防へ活用することができる．また，本症例のように末梢血流障害や高足底圧などの足病変のリスク因子がある対象者への理想的な対処は，各自の足部形状や歩行状態に応じたフットウェアを作製し，その予防に努めることであるが，フットウェアを作製できる施設はまだまだ限られており，容易に作製できる環境にないのが現状である．コメディカルを含む医療従事者は，適切なフットウェアの作製を検討するのみならず，荷重による局所的なメカニカルストレスの発生に関与する足部変形，足関節・足部の可動性低下，歩容などは可逆的な変化であるものも多いことから，それらに対して積極的な治療介入を行い，糖尿病足病変のリスクを軽減する視点を持つことも必要である．

アドバイス

✓ 透析患者においては，下肢に浮腫が生じる透析前に靴の適合が不良となり，擦過傷や水泡形成のリスクが高まるため，透析前の時点でも靴の適合性を確認する必要がある．また活動性が高く歩行機会が多い対象者においては，普段使用している靴底のすり減り具合を確認することで足底のどの部分に圧が集中しているのかといったハイリスク部位を推察することもできる．

近年，透析患者に対しての運動療法の必要性やその効果が認められ，非透析日や透析中に自転車エルゴメーターを用いた運動療法を実施する施設も増加しているが，自転車エルゴメーターのペダルベルトで擦過傷を生じることもあるため，運動中，運動後に足部の観察をすることも重要である．

文 献

1) 日本透析医学会：血液透析患者における心血管合併症の評価と治療に関するガイドライン 末梢動脈疾患．透析会誌 44：412-418, 2011
2) Aulivola B et al：Major lower extremity amputation. Arch Surg 139：395-399, 2004

（森 耕平）

3 その他の疾患

4）脳血管疾患患者

症例情報

基本情報 48歳，男性，身長180cm，体重83.3kg，BMI 25.7kg/m²．

診断名 脳梗塞左片麻痺．

現病歴 2015年2月某日，仕事中に左上肢の力の入りづらさを自覚した．低血糖を疑いブドウ糖を摂取したが症状は改善せず，救急搬送されA病院に入院となった．入院時，顔面を含む左片麻痺が認められた．頭部MRIで右放線冠にDWI高信号病変が認められ，脳梗塞の診断で入院となった．保存的治療により加療され，3月某日にリハビリテーション目的で，当院回復期リハビリテーション病棟に入院となった．

合併症 糖尿病，糖尿病網膜症（増殖期），糖尿病神経障害，糖尿病腎症（4期），慢性腎不全（CKD重症度分類G4A3），高血圧症，脂質異常症，ネフローゼ症候群．

既往歴 2011年頃，糖尿病治療を開始された．2013年に光凝固療法を実施し，2015年1月よりインスリン療法が開始された．

入院時検査所見

尿検査：尿蛋白3＋，糖＋．
血液検査：HbA1c 6.8％（基準4.6〜6.2％），血糖値140mg/dL（基準70〜109mg/dL），TC 182mg/dL（基準150〜219mg/dL），TG 264mg/dL（基準50〜149mg/dL），HDL 27mg/dL（基準40〜80mg/dL），LDL 92mg/dL（基準70〜139mg/dL），Alb 2.1g/dL（基準3.7〜5.5g/dL），Cr 3.5mg/dL（基準0.65〜1.09mg/dL），Ccr 30.6mL/分，eGFR 13.9mL/分/1.73m²．
胸部エックス線単純撮影：CTR 45.5％．
安静時心電図：不整脈，虚血変化はなし．ただし，運動負荷時の状況は不明である．

医学的管理

食事療法：腎臓食（指示エネルギー1,800kcal/日，食塩制限あり〈6g未満/日〉，蛋白制限あり〈60g/日〉）．
薬物療法：持効型インスリン（8-0-0-0），超速効型インスリン（6-4-4-0），クロピドグレル，ロスバスタチンカルシウム，降圧薬．

嗜　　好	喫煙1箱/日，飲酒ビール500 mL/日．
職　　業	理髪店を経営している．
家族構成	妻，娘2人（大学生と高校生）．
家屋環境	店舗つき住宅．1階部分が店舗，2階が住居のため，住居部分への出入りには階段昇降が必要である．

1 開始時評価

① 主訴，デマンド，デザイア，ニーズ，ゴール

- 主訴：左手が動きにくい．足は左にふらつく．まだ頭はスッキリしない．
- デマンド：職場復帰したい．左手が動きにくいので治したい．
- デザイア：仕事をして収入を得ることで家族を支えたい．
- 医療者からみたニーズ：末期腎症の透析予防は最重要課題である．リハビリテーションとしては，子どもの養育のために経済的な自立が必要である．
- リハビリテーションゴール：
  長期ゴール　職業復帰．
  短期ゴール　自宅での生活自立．

② 心身機能，身体構造

- 意識障害：なし．
- 高次脳機能：問題なし．
- 精神・心理機能：問題なし．
- 反射：
  深部腱反射（右/左）　膝蓋腱反射（正常/正常），アキレス腱反射（低下/低下）．
  病的反射　ホフマン，バビンスキーともに出現せず．
- 筋緊張：モディファイド アシュワース スケール　左足関節1．
- ブルンストロームステージ：上肢Ⅳ，手指Ⅴ，下肢Ⅵ．
- 感覚障害：表在覚，運動覚ともに著明な低下なし．
- 筋力：
  ハンドヘルドダイナモメーター（右/左）　膝伸展筋力（38.3 kgf/28.2 kgf）．
  徒手筋力テスト（manual muscle testing：MMT；右/左）　股関節外転（5/4）・伸展（5/4），膝関節屈曲（5/4），足関節背屈（5/4）・底屈（5/2）．
- 関節可動域（range of motion：ROM；右/左）：
  足関節　背屈（10°/5°），外がえし（10°/5°），内がえし（25°/25°）．

第 1 中足趾節関節　伸展（50°/40°）.
- バランス能力：
　　立ち直り反応　左股関節戦略減弱，左足関節戦略減弱.
　　ステッピング　左側方および左後方減弱.
　　ロンベルグ立位　開眼 30 秒以上，閉眼 30 秒以上.
　　マン肢位　左下肢後方立位 2 秒（左側へ転倒），右下肢後方立位 20 秒.
　　片脚立位保持　右 5 秒，左 0 秒.
- 疼痛：左肩関節痛などはなし.
- 運動失調：なし.

③ 活　動
- 寝がえりから立ち上がり：自立.
- 立位：開脚立位は自立（5 分程度）.
- 歩行：
　　屋内歩行　フリーハンド自立（左下肢，股関節外旋位での振り出し，つま先接地）.
　　屋外歩行　近位監視レベル（左下肢支持性低下，坂道・不整地でのふらつきあり）.
　　10 m 歩行時間　14 秒.
- 階段昇降：16 cm，1 足 1 段，監視レベル（左下肢支持期にふらつきあり）.
- 病棟内 ADL：自立.

④ 参　加
- 自宅復帰：困難（屋外歩行および階段昇降困難）.
- 職業復帰：困難（左上肢機能低下，長時間立位困難）.

2　プログラム

① 方　針
- 腎機能低下が著明のため，低負荷でのトレーニングとする.
- 運動強度は中等度強度以下で実施する.
- 運動時の心虚血変化は不明であるため，モニター装着下で実施する.

② 理学療法
　　1）荷重下での筋力トレーニング（スクワット，足関節底屈運動）
　　2）ROM 運動（足関節）
　　3）荷重を伴うバランス練習（姿勢反射およびステッピング）
　　4）屋外歩行練習

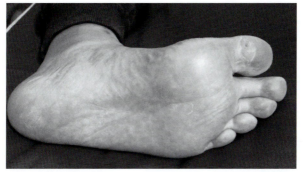

図 1　左母趾足底の胼胝

5）階段昇降練習

③ 作業療法

1）職業復帰を視野に入れた左上肢機能のトレーニング

3 フットケアが必要と判断したポイント

- 入院 1～24 日目：前述のプログラムを実施し，屋外歩行能力，階段昇降能力は改善がみられていた．
- 入院 25 日目：本人より，最近，左母趾足底に胼胝ができたと訴えがあり，裸足にて観察すると，左母趾足底部に胼胝形成が認められた（図 1）．糖尿病神経障害および末期腎症が存在する症例における足底胼胝の存在は，潰瘍形成リスクが非常に高いことを意味している．また，足底胼胝は，当該部位の高足底負荷量も反映しているため，リスクの低減のためには何らかの介入が必要であると考えられた．

4 糖尿病足病変に関する評価および分析

① 糖尿病足病変リスクに関する評価

- 糖尿病神経障害：アキレス腱反射は右減弱・左減弱，振動覚は右 7 秒・左 5 秒，自覚症状でしびれ・電撃痛はなし，左母趾足底は 1 枚何かが貼られている上から触られているような感覚とのことであった．5.07 モノフィラメントでは左母趾足底無感覚．

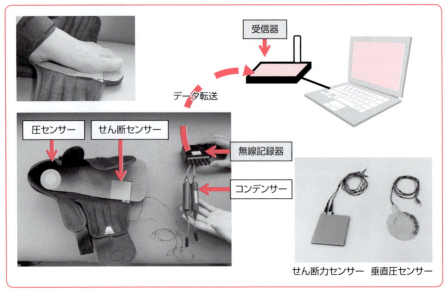

図2 足底負荷量計測デバイス

- 末梢動脈疾患：足関節上腕血圧比（ankle brachial index：ABI）は右1.03・左0.98，足背・後脛骨動脈は触知可，皮膚組織灌流圧（skin perfusion pressure：SPP）などは不明．
- 足部変形：著明な変形なし．歩行時のクロウトゥもみられず．
- ROM（右/左）：
  足関節　背屈（10°/5°）．
  第1中足趾節関節　伸展（50°/40°）．
- 歩行時足底負荷量計測（入院30日目）：胼胝形成部位の足底負荷量を図2のデバイスを用いて測定した．本デバイスは，垂直成分とせん断力（左右・前後成分）をそれぞれ計測可能である．本症例では，踵での垂直成分の計測と母趾足底の胼胝形成部位の垂直成分とせん断力を測定した．その結果，踵への荷重はほとんどみられず，母趾足底に非常に強い垂直圧を認めた（図3-A）．また，せん断力の測定では，通常歩行時に認められる前後成分がほとんど出現しなかった（図4）．

② 分　析

　末期腎症，明確な糖尿病神経障害が認められる本症例における足底胼胝の存在はハイリスクであるが，足底負荷量の上昇には片麻痺による影響が強く認められた．

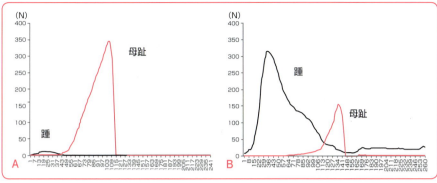

図3 歩行時足底負荷量（垂直成分の変化）
A：インソールなし（踵 11.7 N，母趾 346 N），**B**：インソールあり（踵 315 N，母趾 155 N）

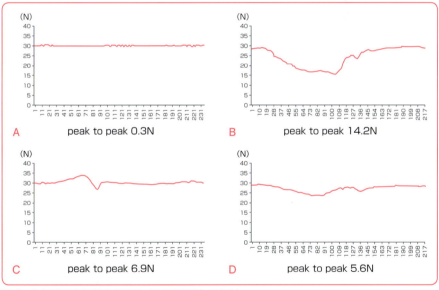

図4 歩行時足底負荷量（母趾における剪断力の変化）
A：インソールなし（前後成分），**B**：インソールあり（前後成分），**C**：インソールなし（左右成分），
D：インソールあり（左右成分）

　足底負荷量計測における踵への荷重不足はつま先接地を反映しており，母趾における前後成分のせん断力の著明な減少は，股関節外旋位での振り出し，および外旋位での立脚期における足圧中心の移動を反映していると考えられる．これらの点から

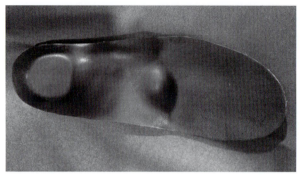

図5 使用したフットウェア

母趾足底に強い感覚障害が存在している状況で，片麻痺による歩様が歩行時足底負荷量の変化を招き，胼胝を形成したと考えられる．また，母趾足底負荷量の上昇は，第1中足趾節関節伸展可動域の減少が影響している可能性もある．第1中足趾節関節はフォアフットロッカーを司っているが，伸展可動域が40°では，十分なヒールオフが発生せず，母趾足底への荷重を増やしてしまうと考えられる．同様に足底負荷量の上昇リスクの1つである足部変形はみられなかった．

5 経 過

評価および分析を受けて以下のような介入を実施した．
1) フットウェア：インソールの作製，靴の新規購入
2) 足関節および第1中足趾節関節の可動域運動
3) 踵接地なし，股関節外旋位歩行への介入

- 入院30日目：足底負荷量計測を実施し，インソールの採型を行った．10m歩行時間は10.35秒であった．
- 入院37日目：インソール完成．靴はウォーキングシューズを新規で購入した．病棟内歩行でもフットウェアを使用することとした（図5）．
- 入院44日目：1週間のフットウェアの使用で左母趾足底の胼胝が消失した（図6）．足底負荷量計測を実施したところ，インソール装着下では母趾足底の垂直成分が著明に軽減していた（図3-B）．また，踵の荷重が十分に認められ，母趾足底のせん断力では，前後成分が著明に増加していた．これらは，左片麻痺によるつま先接地，外旋位歩行の改善によりヒールコンタクトの出現とトゥアウトの

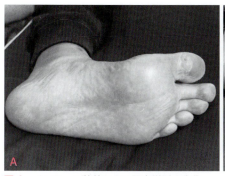 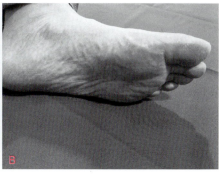

図6 インソール装着による足底胼胝の変化
A：入院30日目（インソール採型時），**B**：入院44日目（フットウェア使用7日後）

改善を反映していると考えられた．10m歩行時間は9.81秒であった．
- 入院60日目：屋外歩行自立，階段昇降自立し，自宅退院となった．退院時には，膝伸展筋力（45.1 kgf/40.8 kgf），足関節背屈可動域（20°/15°），第1中足趾節関節伸展可動域（70°/60°），片脚立位時間（10秒/5秒），10m歩行時間（7.1秒）の改善がみられた．退院後は，通所リハビリテーションにて週1回のフォローアップを行う予定であるため，当面は通所リハビリテーション時に足部のチェックを行うこととした．

6 まとめ

　本症例は，脳梗塞による軽症の片麻痺患者であるが，背景に糖尿病を中心としたさまざまな動脈硬化性疾患が認められた．多くの脳血管疾患患者において，本症例のように糖尿病，高血圧症，脂質異常症などの合併がみられるが，その疾患特性からは必然であるともいえる．このため，脳血管疾患患者へ介入する際には，常に糖尿病を中心とした合併症に対して注意を払っていく必要がある．本症例では，多くの合併症のなかでも腎機能障害が高度であり，運動負荷への配慮のみならず進行予防へのかかわりも重要であると考えられる．また，軽症の片麻痺であろうとも，歩様への影響は避けられない．歩行動態の変化は，足底負荷量の変化を引き起こしてしまう．脳血管疾患患者は，その背景から糖尿病神経障害による感覚障害を合併しているリスクがあり，そこに，片麻痺による歩行への影響が重なるため，状況によっては足病変を引き起こしてしまう可能性がある．このため，通常の糖尿病足病変患

者とは異なる足底負荷量の特徴を脳血管疾患患者においては考慮していく必要がある．

　本症例においては，たまたま母趾に胼胝が形成したことを本人が気づき，かつセラピストに訴えたため足病変リスクを発見するに至った．しかし，潜在的に常にリスクを内包している可能性が高い脳血管疾患患者へ介入する際には，初めから糖尿病足病変に関するスクリーニングを実施してリスクを把握しておくことが必要であろう．本症例でも中枢神経障害を呈する症例であるため，糖尿病神経障害を正しく判定することはできない．しかし，何が原因であろうとも糖尿病患者における感覚障害は，足病変を発生させるリスクになると考えられる．これらをふまえ，ハイリスク症例であるかもしれないという意識を常に持って症例に接することが必要であると考えられる．糖尿病足病変の発症は，その治癒過程や切断によって著しく身体機能が低下してしまう．障害者の身体機能の維持や改善を通じて，生活機能の向上を図るコメディカルにとって，糖尿病足病変の管理はその目的からも重要な課題であると考えられる．

アドバイス

✓　本症例の片麻痺は比較的軽度である．歩行に補装具を必要としない状況であるため，通常のフットケアと同様のインソールによる対応が可能であった．しかし，脳血管疾患患者のなかには，短下肢装具を使用する症例も多くみられる．これらの症例では，痙性麻痺によって筋緊張が高くなっており，足部は内反尖足変形を引き起こす．変形を矯正するために短下肢装具を用いるが，装着時には前足部足底外側に強い力学的負荷が加わる．糖尿病神経障害による感覚障害を合併した症例では，これらの部位に胼胝形成，潰瘍形成を引き起こす可能性がある．このため，フットケアとしてはこれらの症例では，常に足部を観察する必要がある．短下肢装具を外し，裸足での観察が必要である．また，短下肢装具の内側に，クッション素材やインソールを組み込むなどの対応が必要な場合もある．

（河辺　信秀）

付録

1 用語解説

1 アウトソールとインソール

"アウトソール"および"インソール"は，靴のパーツを表現する言葉である（図1）．

インソールは，中敷きやフットベッドとも呼ばれ，靴の中に挿入して使用するものである．通常，フットケアにおいては足の形状を採型して作製される．

アウトソールは，靴底に装着されたソールのことを指し，通常は靴と一体化した構造をしている．

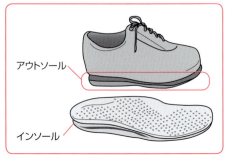

図1 アウトソールとインソール

フットケアにおいては，通常はインソールで免荷を行うが，不十分な場合，アウトソールを舟底様に加工したり，一部を繰り抜いたりする．

文献
1) 飛松好子：装具学，第4版，医歯薬出版，東京，2013

2 アドヒアランス

"アドヒアランス（adherence）"とは，患者自らが医療者の処方・指示をふまえて，自宅に帰ってから自主的に行う行動の程度である．例えば，糖尿病教育入院中に医療者から体系的な教育・指導を受けた後，自宅に帰ってからの「運動療法，食事療法や薬物療法のアドヒアランス」などと使用される．

アドヒアランスとともに使用される類似の用語で，"コンプライアンス（compliance）"というものがあるが，日本語では「指示従事行動」と訳され，医療者からの処方・

指示に対して，その指示を遵守する行動の程度を意味する用語である．例えば，糖尿病教育入院中に医療者の指導に従って，病棟での運動療法，食事療法や薬物療法を実行する状態・その程度である（例：患者がよく指示をきいてくれる→コンプライアンスがいい）．

一方，呼吸器内科・外科などにおいては，「胸郭のコンプライアンス（膨らみやすさ）」などとまったく異なる意味で"コンプライアンス"という用語を使用する場合がある．

文　献

1) 野村卓生：糖尿病治療における理学療法　戦略と実践，文光堂，東京，2015

3 サルコペニア

"サルコペニア（sarcopenia）"とは，加齢に伴う全身性の筋量・筋力の低下（身体機能の低下）を特徴とする症候群である[1]．糖尿病患者では，サルコペニアがさらに進行する可能性があり，また筋量に対する筋力の比（muscle qualityや筋力筋量比と紹介されている）が糖尿病でない者と比較すると低値であることが報告されており，糖尿病患者の運動器に注目することが介護予防の点からも重要である[2]．

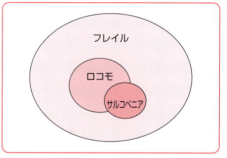

図2　サルコペニア，フレイル，ロコモの疾患概念図

一方，サルコペニアとともに使用される類似の用語に"フレイル（frailty）"と"ロコモ（locomo）"がある．

フレイルとは，高齢期に生理的予備能が低下することで，ストレスに対する脆弱性が亢進し，生活機能障害，要介護状態，死亡などの転帰に陥りやすい状態で，筋力の低下により動作の俊敏性が失われて転倒しやすくなるような身体的問題のみならず，認知機能障害やうつなどの精神・心理的問題，独居や経済的困窮などの社会的問題を含む概念である[3]．サルコペニアが身体的問題に注目している症候群であるのに対して，フレイルは身体的問題を含む多くの要因を含有しているのが特徴である．

ロコモは，ロコモティブシンドロームの略であり，"運動器の障害"により"要介護になる"リスクの高い状態になることである[4]．運動器とは，骨・関節・靱帯，脊椎・脊髄，筋肉・腱，末梢神経など，体を支え（支持），動かす（運動，移動）役割をする器官の総称である．ロコモは運動器全般の症状を含むのに対し，サルコペニアはその運動器のなかでも筋肉と筋力（身体機能）に注目しているのが特徴である（図2）．

文献

1) Chen LK et al：Sarcopenia in Asia：consensus report of the Asian Working Group for sarcopenia. J Am Med Dir Assoc 15：95-101, 2014
2) 野村卓生：糖尿病治療における理学療法　戦略と実践．文光堂，東京，2015
3) 日本老年医学会：フレイルに関する日本老年医学会からのステートメント．http://www.jpn-geriat-soc.or.jp/info/topics/pdf/20140513_01_01.pdf（2014年5月閲覧）
4) 日本整形外科学会：ロコモティブシンドローム．http://www.jcoa.gr.jp/locomo/teigi.html（2010年3月閲覧）

4 ショックアブソーバー

　歩行周期における荷重応答期には足部に非常に大きな荷重が加わる．この荷重を分散させるために存在しているメカニズムが，足部の"ショックアブソーバー"としての機能である．

　足部，特に後足部の関節においては，関節の状態によって固定性が大きく変化する．足関節において内がえしが生じ，内側縦アーチが上昇すると骨同士の距離が近づき，固定性が高くなる．逆に，足関節において外がえしが生じ，内側縦アーチが低下すると固定性が低下し，柔らかい足部となる．また，足関節は背屈運動が生じると自動的に外がえし運動が引き起こされ，底屈運動時には内がえし運動が伴う．

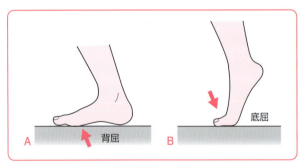

図3　ショックアブソーバー機能
A：荷重応答期．足関節背屈位では，アーチは低下し，足部は軟らかくなり荷重が吸収可能となる．
B：立脚終期．足関節底屈位では，アーチは上昇し，足部は硬くなり荷重を吸収できなくなる．

歩行においては，荷重が強く加わる立脚初期以降の時期において，足関節は背屈運動が生じ，外がえし運動が引き起こされる．このため，足部は柔らかくなり荷重を分散させるショックアブソーバーとしての役割を果たすことができる（図3）．

文 献

1) Neumann DA：筋骨格系のキネシオロジー，医歯薬出版，東京，2012

5 シリコンライナー，TSBソケット

下腿義足にはさまざまなタイプが存在する．

"TSBソケット"は全面荷重型のソケットである（図4）．断端の皮膚表面がすべてソケットに接触し，分散させつつ全体で荷重を受ける方式である．

下腿切断の断端は脛骨や腓骨など骨が突出した部分が多くあり，従来のソケットはこれらの部分が接触しないように作製されていた．しかし，部分荷重の場合，荷重が安定せず義足が歩行時に緩んでしまう要因となっていた．これらの改善が見込める全面接触のソケットを下腿切断で使用するためには，骨突出部位への負荷を減少させる必要があった．

"シリコンライナー"はシリコンで断端を覆うことにより骨突出部位の圧を分散させることが可能である（図5）．

シリコンライナーとTSBソケットを組み合わせることにより，下腿切断でも全面荷重型のソケットが使用可能となっている．

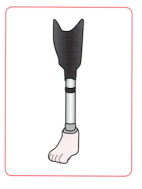

図4 TSBソケットの下腿義足

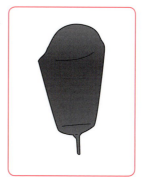

図5 シリコンライナー

文 献

1) 澤村誠志：切断と義肢，第2版，医歯薬出版，東京，2016

6 ストレッチ

ストレッチの最も明らかな効果は，関節可動域（柔軟性）の改善である．ストレッチの種類には，"スタティック（静的）ストレッチ"と"バリスティック（反動をつけて行う）ストレッチ"，詳細の説明を割愛するが"ダイナミックストレッチ"などがある．

後者は運動療法に関する専門家が行う手技であり，一般的にスタティックストレッチが推奨される．

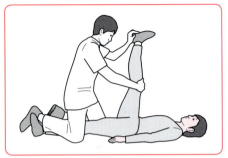

図6 ハムストリングスのスタティックストレッチ
ポイント：反動をつけずに最終域で静的に伸長する．

スタティックストレッチのポイント
1) 伸長したい筋肉を伸長した状態で保持する．
2) 反動をつけず，痛みを感じる手前で静止する．
3) 伸長した肢位を30〜60秒間保持する．
4) 合計2分以上となるように3〜4セット繰り返す．

ハムストリングス（大腿後面の筋群）のスタティックストレッチ，バリスティックストレッチおよびダイナミックストレッチの例を図6〜8に示す．

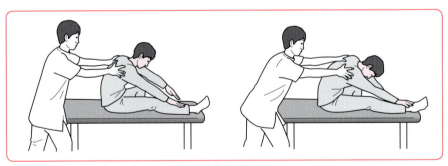

図7 ハムストリングスのバリスティックストレッチ
ポイント：反動をつけて後ろから押すことにより伸長する．

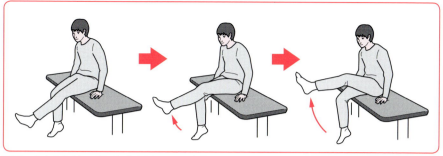

図8　ハムストリングスのダイナミックストレッチ
ポイント：膝伸展・股関節屈曲動作を動的に行うことにより伸長する．下から蹴り上げるように繰り返し行う．

文献

1) 市橋則明（編）：運動療法学　障害別アプローチの理論と実際，文光堂，東京，2014

7　ベクトル

　筋肉は，収縮することによって短縮する力を生み出す．一方，地球には重力があり，この重力は物の重さ（重量）として感じられる．

　手にボールを持った状態を想像してみよう．ボール（荷重）と腕にかかる重力に筋力（荷重を支える力）が釣り合えば，ボールを持った手は静止する（図9）．

　力の大きさだけを指定すれば定まる量を"スカラー（scaler）"という．矢印で表せるような大きさと方向を持った力を"ベクトル（vector）"という．重力は，鉛直下向きのベクトルであり，筋力はその収縮方向のベクトルで表される．

　力の表し方，単位については，「単位換算表」の項を参照のこと．

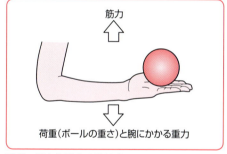

図9　筋力と重力の釣り合い

文献

1) 中村隆一ほか：基礎運動学，第6版補訂，医歯薬出版，東京，2012

8 歩幅，歩隔

歩行において片側の足の踵が地面に接地し，遊脚期を経て同側の踵が再び地面に接地するまでを"重複歩(stride)"という．片脚の足が地面に接地し，反対側の踵が接地するまでの距離を"歩幅(step length)"という．"歩隔(stride width)"は歩行における両足部間の距離を表現する言葉である（図10）．感覚的には「足を肩幅に開く」などと表現されるときの両足部間の幅と一致する．

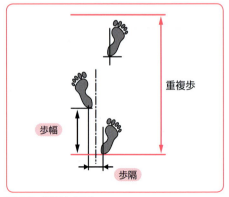

図10 歩幅と歩隔

歩行の効率を表現する言葉として，"歩行率(cadence)"がある．歩行率は，1秒あたりや1分あたりの歩数を指す．歩/分や歩/秒で表される．

歩行の際に，足底に加わる荷重の中心を"足圧中心(center of pressure：COP)"という．足圧中心は，歩行時には踵から外側アーチを通過し，第1中足骨頭部を経て母趾へと移動していく．

文献
1) 中村隆一ほか：基礎運動学，第6版補訂，医歯薬出版，東京，2012

9 モーメント

外から力を加えても任意の2点間の距離が変わらない（変形しない）個体を剛体と呼ぶ．骨は，筋肉や内臓に比べれば剛体に近いので，身体運動を扱うときには剛体系としてみなす（骨が関節で連結しているモデル）．剛体の運動では，回転運動が起こる．

身体運動の多くは，関節を軸とした回転運動から成り立っている．「ベクトル」の項で説明した腕で荷重（ボール）を支える例でも，筋力や重力の作用は腕の回転運動に変換される．剛体を関節の周りに回転させる筋力や重力の作用を測る尺度が"モーメント(moment)"である．

力の単位をニュートン(N)，距離をメートル(m)で表せば，モーメントの単位は Nm である．

図11 は固定用ベルトを併用した徒手筋力測定装置での等尺性膝関節伸展筋力の測定風景である．測定される力の単位は N，距離は図中に示す膝関節関節裂隙から筋力測定装置のセンサーパッド中央までである．

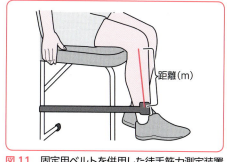

図11 固定用ベルトを併用した徒手筋力測定装置

仮想症例において，膝関節伸展筋力は280 N，距離は28 cm であった場合，モーメント（あるいはトルク〈torque〉ともいう）は，280（N）×0.28（m）＝78.4 Nm である．

文献
1) 中村隆一ほか：基礎運動学 第6版補訂．医歯薬出版，東京，2012

10 ラテラルスラスト

"ラテラルスラスト(lateral thrust)"は歩行時の膝関節側方動揺を表す言葉である（図12）．

変形性膝関節症患者では，関節変形により膝関節の動揺性が増しており，歩行時に荷重が加わることで，膝関節が側方にズレるような動きをする．変形性膝関節症患者では膝内反変形が多いため外側に動揺する外側動揺が多くみられる．

ラテラルスラストが出現している場合，歩行速度の低下など運動パフォーマンスも影響を受けるが，痛みが増強する要因ともなるため，膝装具の使用などの対処が必要となる場合がある．

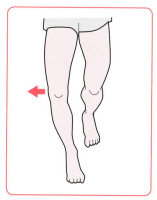

図12 ラテラルスラスト
歩行時，立脚側の膝関節の矢印の部分が外側に動揺する症状がラテラルスラストである．

文献
1) 石川 朗：運動器障害理学療法学Ⅰ．中山書店，東京，2011

11 ロッカーボトム

シャルコー関節患者において発生する典型的な足部の変形が"ロッカーボトム変形"である．ロッカーボトムは，舟底状の変形と表現されるが，舟状骨や立方骨などの足根骨が足底に突出し，これらの骨が頂点となる舟底のような半円形の形状を指している．

ロッカーボトム変形では，骨突出部位に強く荷重が加わるため，構造的な問題を手術などで解決しないかぎり潰瘍形成を繰り返しやすい（図13）．

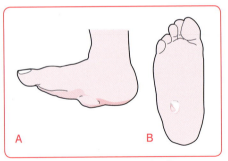

図13　シャルコー関節患者の足部所見
A：シャルコー関節では足底に骨が突出し舟底状の足部となっている．
B：骨突出部位には荷重が集中し，胼胝形成，潰瘍形成へとつながる．

文献

1) 糖尿病足病変に関する国際ワーキンググループ：インターナショナルコンセンサス　糖尿病足病変，医歯薬出版，東京，2000

2　単位換算表

$1\,kgf ≒ 9.8\,N$

$1\,kgf/m^2 ≒ 9.8\,N/m^2$

$1\,kgf/m^2 ≒ 0.0098\,kPa$

$1\,kPa ≒ 7.5\,mmHg$

$1\,mmHg ≒ 1\,torr$

（野村 卓生，河辺 信秀）

和文索引

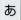

アーチ高率　138
アーチサポートつきインソール　199
アウトソール　222
アキレス腱延長術　174
アキレス腱障害　93
アキレス腱反射　11
足の爪　33
足の皮膚　33
足変形　8
圧迫療法　182
圧力　45, 112
アドヒアランス　222
アメリカ糖尿病学会　11
アライメント　39
――のズレ　39
アンクルロッカー　36, 53

異常歩行　41, 68
インソール　78, 222
――加工　122

ウィンドラス機効果　32
内がえし　26, 64
運動器　224
運動機能　93
――障害　69
運動器不安定症　138
運動療法　120

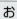

遠心性収縮　117
――トレーニング　117

お

凹足　56
――変形　8
横断的中足骨切断　58
オフローディング　62, 65, 83

か

開眼片脚立位保持　138
外側縦アーチ　28
快適歩行　167
外転　26
外反母趾　8, 56
潰瘍形成　48
外力　112
可視化　144, 175
下肢筋力　96
下肢切断　2, 18
――原因　2
下肢の筋活動　37
下肢慢性創傷患者　130
荷重応答期　34, 112
荷重量　39
下肢レジスタンス運動　100
下腿筋　28
肩関節周囲炎　93
加齢性筋肉減弱症　6
間欠性跛行　8

関節角度計　15
関節可動域運動　101
関節可動域制限　8, 50, 71, 93
関節可動域測定　63
関節可動域表示ならびに測定法　15
関節機能　71
冠動脈バイパス術　191

機械刺激　99
義足リハビリテーション　177
求心性収縮　118
強剛母趾　56
狭心症　191
距踵関節　28
距腿関節　28
筋機能　69
筋量　5
筋力　5
――筋量比　5, 69, 223
――低下　94

靴　80
靴下　81
車椅子　83
クロウトゥ　8, 55
――変形　174

鶏眼　47

血液透析　202
血管原性下肢切断　187
血糖コントロール　5, 96
嫌気性代謝閾値　194
健側後ろ型　125
腱板断裂　93

高足底圧　8
後足部　26
股関節外旋位歩行　143
固有感覚　96
コンプライアンス　222

さ

最大垂直負荷量　152
最大足底圧　61
　――上昇　45
最大歩行距離　196
再発予防期　130
サルコペニア　6, 223
3動作揃え型杖歩行　169

し

シート式足圧接地足跡計測
　装置　139, 167
矢状面　26
シャルコー足変形　8
シャルコー関節　57, 230
重症下肢虚血　13, 155
重心動揺計　71
柔軟性改善練習　121
受動的衝撃力　112
衝撃力　112
小切断　57
初期接地　34, 112
触圧覚テスト　11

触覚刺激　99
ショックアブソーバー
　224
ショパール関節　28
　――離断　58
シリコンライナー　181,
　225
人工炭酸泉足浴　152
心臓リハビリテーション
　193
身体活動量　58
身体機能　15, 69
心肺運動負荷試験　194
真皮　33

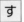

水平面　26
スカラー　227
スタティックストレッチ
　226
スタティックストレッチン
　グ　101
ストレッチ　226
ストレッチング　97

せ

生活機能　69, 73
正常歩行　34, 68, 112
静的バランス　71
赤外線療法　99
積算圧　61
舌下神経麻痺　202
セルフエクササイズ　101
前額面　26
前型歩行　67
前足部　26
　――足底圧上昇　50

せん断圧力　45
せん断力　45, 112
前庭機能　96
前遊脚期　34, 115

爪甲　33
創傷治療期　130
爪母　33
足圧計側　138
足圧中心　36, 111, 139,
　174, 208, 228
　――移動軌跡　61
足関節　26, 28
　――内がえし外がえし可動
　　域　64
　――上腕血圧比　8, 132
　――底背屈可動域　63
　――背屈可動域制限　50
足筋　28
足趾上腕血圧比　12
足趾切断　57
足底アーチ　28
足底圧　8, 45
　――軽減目標値　82
足底筋（腱）膜炎　93
足底装具　78
足底軟部組織厚　58
足底皮膚　57
　――潰瘍　164
足底負荷量　44, 65, 133,
　216
　――計測　60
足底胼胝下潰瘍　135
足部　26
　――変形　55
外がえし　26, 64

揃え型 125
──歩行 67, 151, 162

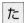

体重支持 28
──指数 137
ダイナミックストレッチ 226
タイプⅠ線維 98
タイプⅡ線維 98
多発神経障害 5
単位換算表 230
単神経障害 5
断端管理 181
断端周径 179

力 44
中足趾節関節離断 57
中足部 26
重複歩 228
治療用サンダル 83, 154
治療用フットウェア 78

槌趾 8, 55
痛覚（pin-prick）弁別検査 11
つま先角 143

底屈 26, 64
低反発素材 122
デュプイトラン拘縮 93
電気刺激 99
転倒 95

と

トゥーブレイク 123
動作分析 41
透析患者 19, 210
透析療法 203
動的バランス 71
糖尿病 2, 146, 155, 202, 212
──足壊疽 177
──足潰瘍 4, 158
──足病変 2, 44, 181, 196, 206, 215
──患者 93, 110
──神経障害 4, 44, 81, 94, 110, 130, 158, 181, 191, 215
──腎症 19
──性足潰瘍の神戸分類 4
──性神経障害を考える会が提唱する診断基準 10
──多発神経障害 5
──の合併症 3
──網膜症 135
トータルコンタクトキャスト 83, 126, 154, 164
トルク 229

な

内踝振動覚 11
内側縦アーチ 28
内転 26

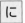

2型糖尿病 135, 164

2点歩行 67
2動作揃え型歩行 169

脳血管疾患 219
──患者 219
脳梗塞左片麻痺 212
脳卒中 18
──患者 18
ノルディックウォーキング 66

は

背屈 26, 64
廃用症候群 72, 126, 158, 202
履物 151
跛行 194
ばね指 93
バランス障害 95
バランストレーニング 118
バランス能力 71
バランス練習 99
バリスティックストレッチ 226
ハンマートウ 8, 55
反力 112

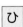

ヒールトランジット 112
ヒールロッカー 36
皮下組織 33
左深大腿動脈形成術 191
ピドスコープ 62
皮膚組織灌流圧 132
ピボットポイント 80

索引 233

表皮　33

不安定性　110
フォアフットロッカー　36, 54
複合運動　100
フットウェア　66, 78, 120, 161, 218
フットケア　15, 181, 196, 205, 215
フットプリント　63
フレイル　223

へ

閉塞性動脈硬化症　2, 146, 177
ベクトル　227
片脚立位時間　72
変形性関節症　155
変形性膝関節症　229
腓腹　47
扁平足　56

ほ

歩隔　110, 228
歩行　35, 110
——機能評価　208
——形態　58
——時足底負荷量計測　216
——周期　34, 110
——障害　110
——速度　110
——動作　15

——能力　72
——補助具　66, 83
——率　110, 228
補高　126
骨構造　122
歩幅　110, 228
歩容　110
——指導　151

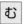

末梢循環障害　2
末梢動脈疾患　2, 44, 130, 158, 191
慢性腎不全　202

む

無症候性心筋虚血　135

め

免荷　62, 65, 83, 126
——device　78
——式トレッドミル　187
——歩行　67
——用フットウェア　124

モーメント　228
モールドインソール　80

ゆ

遊脚期　34, 115
遊脚後期　35
遊脚初期　35
遊脚中期　35
有酸素運動　99

床反力　38, 44
——計　38

横アーチ　28
予防用フットウェア　78
4点歩行　67

ラテラルスラスト　160, 229

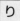

リスクアセスメント　9
リスフラン関節離断　57
立脚期　34
立脚後期　34, 115
立脚前期　112
立脚中期　34, 114
両脚支持期　34
両脚支持時間　110

れ

レジスタンス運動　98

ロコモ　223
ロコモティブシンドローム　224
ロッカー機構　35
ロッカーソール　199
ロッカーボトム　230

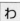

鷲爪趾　8, 55

欧文索引

ABI　11
Achilles tendinopathy　93
adherence　222
American Diabetes Association：ADA　11
anaerobic threshold：AT　194
ankle brachial index：ABI　8, 132
arteriosclerosis obliterans：ASO　2
cadence　228
cardio pulmonary exercise test：CPX　194
center of pressure：COP　111, 139, 174, 228
claw toe　55
compliance　222
critical limb ischemia：CLI　13, 155
diabetic neuropathy：DN　4, 44, 81, 94, 110, 130, 158
diabetic polyneuropathy：

DP　5
Fontaine 分類　12
force　44
forefoot offloading shoes：FOS　87
frailty　223
gap in evidence　89
hammer toe　55
HbA1c　7
intermittent claudication：IC　8
lateral thrust　229
locomo　223
metatarsophalangeal　138
moment　228
osteoarthrosis：OA　155
PAD の重症度分類　12
peripheral arterial disease：PAD　2, 44, 130, 158
pressure　45
Ratschow の下肢挙上ストレス試験　13
Rutherford 分類　12

sarcopenia　223
scaler　227
semirigid dressing　182
skin perfusion pressure：SPP　132
step length　228
stride　228
stride width　228
TASC Ⅱ　11
timed up and go（TUG）課題トレーニング　119
timed up and go（TUG）test　72
toe brachial index：TBI　12
torque　229
total contact cast：TCC　83, 126, 154, 164
TSB ソケット　225
TSB 方式　186
vector　227
weight bearing index：WBI　137
windlass effect　33

■編集者紹介

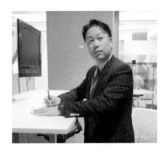

野村 卓生（のむら たくお）

【現職】
関西福祉科学大学保健医療学部リハビリテーション学科・教授

【専門資格】
内部障害専門理学療法士，代謝認定理学療法士，日本糖尿病療養指導士ほか

【学協会での活動】
日本糖尿病理学療法学会・代表運営幹事，日本糖尿病療養指導士認定機構・理事，日本肥満学会・評議員ほか

【研究領域】
糖尿病患者の運動障害および運動療法の効果的な患者教育に関する臨床研究が専門である．研究成果はホームページ「理学療法と糖尿病」（www.ptdm.jp）で公開している．

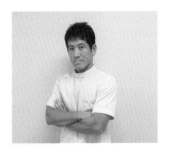

河辺 信秀（かわべ のぶひで）

【現職】
茅ヶ崎リハビリテーション専門学校理学療法学科・専任講師

【専門資格】
内部障害専門理学療法士，代謝認定理学療法士，日本糖尿病療養指導士ほか

【学協会での活動】
日本糖尿病理学療法学会・常任運営幹事，日本糖尿病療養指導士認定機構・広報委員，日本下肢救済・足病学会・評議員ほか

【研究領域】
糖尿病患者の足病変発症予防・治療を目的とした運動学的・運動力学的手法を用いた臨床研究が専門である．主な研究成果は『理学療法学』や『糖尿病』に発表している．

（2016年5月現在）

検印省略

身体機能・歩行動作からみたフットケア
定価（本体 3,500 円＋税）

2016年5月20日　第1版　第1刷発行

編　者	野村　卓生・河辺　信秀
発行者	浅井　麻紀
発行所	株式会社 文光堂
	〒113-0033　東京都文京区本郷7-2-7
	TEL（03）3813-5478（営業）
	（03）3813-5411（編集）

Ⓒ野村卓生・河辺信秀, 2016　　　　　　　　印刷・製本：広研印刷

乱丁, 落丁の際はお取り替えいたします.

ISBN978-4-8306-4539-6　　　　　　　　　　　Printed in Japan

・本書の複製権，翻訳権，翻案権，上映権，譲渡権，公衆送信権（送信可能化権を含む），二次的著作物の利用に関する原著作者の権利は，株式会社文光堂が保有します．
・本書を無断で複製する行為（コピー，スキャン，デジタルデータ化など）は，私的使用のための複製など著作権法上の限られた例外を除き禁じられています．大学，病院，企業などにおいて，業務上使用する目的で上記の行為を行うことは，使用範囲が内部に限られるものであっても私的使用には該当せず，違法です．また私的使用に該当する場合であっても，代行業者等の第三者に依頼して上記の行為を行うことは違法となります．
・JCOPY〈出版者著作権管理機構 委託出版物〉
本書を複製される場合は，そのつど事前に出版者著作権管理機構（電話 03-3513-6969，FAX 03-3513-6979，e-mail : info@jcopy.or.jp）の許諾を得てください．